Melanie Herrmann

Ambient Assisted Living zur Versorgung älterer Menschen

Seniorenhilfe und Versorgung in den eigenen vier Wänden

Bibliografische Information der Deutschen Nationalbibliothek:

Die Deutsche Nationalbibliothek verzeichnet diese Publikation in der Deutschen Nationalbibliografie; detaillierte bibliografische Daten sind im Internet über http://dnb.d-nb.de abrufbar.

Impressum:

Copyright © ScienceFactory 2018

Ein der Open Publishing GmbH, München

Druck und Bindung: Books on Demand GmbH, Norderstedt, Germany

Covergestaltung: Open Publishing GmbH

Inhaltsverzeichnis

Kurzdarstellung 5

Abstract 6

Abkürzungsverzeichnis 7

Abbildungsverzeichnis 8

1 Einleitung 9
    1.1 Problemstellung 9
    1.2 Aufbau und Zielsetzung 9

2 Gründe für den Einsatz ambienter, altersgerechter Technologien 11
    2.1 Der demographische Wandel und der Fachkräftemangel 11
    2.2 Gesundheitliches Befinden älterer Menschen 13
    2.3 Sozialer Wandel - Autonomie und Leben im Alter 15
    2.4 Chancen des technologischen Fortschritts 18

3 AAL- Ambient Assisted Living 21
    3.1 Einordnung und Begriffsbestimmung 21
    3.2 Einsatzbereiche 22
    3.3 Fehlende Akzeptanz als zentrale Herausforderung 25
    3.4 Anforderungen an die Entwicklung und Implementierung von AAL-Systemen 29

4 Seniorenhilfe in der Stadt Neu Ulm 33
    4.1 Bevölkerungsstruktur in Neu Ulm 33
    4.2 Pflegebedürftigkeit und Pflegestruktur in Neu-Ulm 34
    4.3 Seniorenpolitisches Gesamtkonzept und AAL 35
    4.4 Beratungsmöglichkeiten der Stadt Neu-Ulm 38

5 Empirische Untersuchung zur Akzeptanz ambienter Technologien 40
    5.1 Methodologie der Umfrage 40
    5.2 Ergebnisse der Umfrage und Hypothesenprüfung 44

6 Ausblick **51**

Literaturverzeichnis **52**

Anhang **60**

Kurzdarstellung

Im Zusammenhang mit der kontinuierlich steigenden Zahl älterer Menschen, deren stark heterogenen Bedürfnissen und der zunehmenden Digitalisierung, ist vor allem im Hinblick auf die pflegerische Versorgung der Bevölkerung immer öfter vom Konzept des Ambient Assisted Living (AAL) die Rede. Diese intelligenten, unterstützenden Technologien können durch die Fortschritte in den Bereichen der Mikrotechnik und der Informations- und Kommunikationstechnologie, welche die Basis für AAL-Systeme darstellen, diskret in das häusliche Umfeld Hochbetagter integriert werden und ihnen einen längeren, autonomen Verbleib in den eigenen vier Wänden ermöglichen. Neben dem Nutzen für die ältere Generation, eröffnen sich durch den Einsatz von altersgerechten Assistenzsysteme auch für den professionellen Pflegesektor, ebenso wie für Politik und Wirtschaft neue Chancen. Für intelligenten Assistenzsysteme bieten sich vielfältige Einsatzmöglichkeiten, die hinsichtlich ihres Nutzens in die Kategorien Sicherheit, Gesundheit, Kommunikation und Haushalt gegliedert werden können. Trotz der zahlreichen technischen Möglichkeiten, ist noch keine Marktdurchdringung gelungen. Zentrale Ursache ist die fehlende Akzeptanz durch Hochbetagte, die auf verschiedene Barrieren, wie dem Datenschutz, mangelnde Aufklärung und die ungeklärte Finanzierung, zurückgeführt werden kann.

Schlagworte: Ambient Assisted Living, alternde Gesellschaft, Technologie

Abstract

In connection with the steadily increasing number of old people, who have highly heterogeneous needs and the increasing digitalization, the concept of Ambient Assisted Living (AAL) is becoming more and more predominant, especially in terms of outpatient care for the elderly population. These smart, supportive technologies can be discretely integrated into the home environment of the elderly by advances in the fields of microtechnology and information and communication technology, which are the basis for all AAL-systems. These systems are drafted to give them a longer, autonomous life at their own homes. In addition to the benefits for the older generation, the use of age-equal assistance systems also opens up new opportunities for the professional nursing sector, as well as for politics and the economy. Intelligent Assistance systems offer a wide range of applications, which can be divided into the categories of safety, health, communication and household-activities. Despite the technical possibilities, no market penetration has yet been achieved. The main cause is the lack of acceptance by the elderly, which can be traced back to various barriers, such as data protection, lack of information and unresolved funding.

Keywords: ambient assisted living, aging society, technology

Abkürzungsverzeichnis

AAL	Ambient Assisted Living
BMBF	Bundesministerium für Bildung und Forschung
GPS	Global Positioning System
IKT	Informations- und Kommunikationstechnologie
RFID	Radio-Frequency Identification
SGB	Sozialgesetzbuch

Abbildungsverzeichnis

Abbildung 1: Ranking der Informationsquellen zu AAL 45

Abbildung 2: Analyse zu Hypothese 3 47

1 Einleitung

1.1 Problemstellung

In den vergangenen Jahren und oft auch heute noch, ist die Entwicklung und Gestaltung neuer, innovativer Produkte sehr technologiegesteuert. Bereits zu Beginn der 1990er Jahre äußerte Donald A. Norman, wie wichtig es sei, dass sich neue Technologien den Menschen anpassen und nicht umgekehrt. Gerade bei der Konzeption neuer Produkte, die eigentlich speziell auf die Belange ihrer hochaltrigen Nutzer ausgerichtet sein sollten, wird das zumeist außer Acht gelassen. Die Möglichkeiten der modernen Informations- und Kommunikationstechnologie sind erstaunlich. Die Resonanz älterer Menschen hingegen ernüchternd.[1]

1.2 Aufbau und Zielsetzung

Die vorliegende Bachelorarbeit beschäftigt sich mit dem Einsatz innovativer, altersgerechter Assistenzsysteme bei der häuslichen Versorgung älterer Menschen. Ziel ist es aufzuzeigen, weshalb trotz der zahlreichen technischen Möglichkeiten und der zunehmenden Relevanz bisher noch keine Marktdurchdringung gelungen ist und speziell die Akzeptanz durch Hochbetagte weitgehend aus bleibt.

Zunächst wird ein Überblick darüber gegeben, welche Herausforderungen der demographische Wandel, wie auch die sozialen und gesundheitlichen Entwicklungen der vergangenen Jahre für eine adäquate Versorgung Pflegebedürftiger erzeugen, um aufzuzeigen warum der Bedarf an altersgerechten, unterstützenden Technologien immer mehr zunehmen wird. Zudem wird erläutert, welche Chancen sich im Zuge der zunehmenden Digitalisierung durch den technischen Fortschritt bieten, pflegerische Versorgungsleistungen insbesondere im häuslichen Umfeld technisch zu stützen.

Im darauffolgenden Abschnitt folgt eine Definition des Konzepts Ambient Assisted Living, sowie dessen Einordnungen in das Fachgebiet der Gerontechnologie. Des Weiteren wird auf die möglichen Einsatzbereiche altersgerechter Assistenzsysteme eingegangen. Folgend werden bestehende Herausforderungen bei der Entwicklung und Implementierung von AAL-Lösungen erläutert, um den bestehenden Handlungsbedarf für eine Akzeptanzsteigerung aufzudecken und die

---

[1] vgl. Aumayr/Moser-Siegmeth (2011), S. 81 f.

grundlegenden Anforderungen an die Konzeption, Beschaffenheit und Implementierung von altersgerechten Technologien darlegen zu können.

Da die Bachelorarbeit in Kooperation mit der Stadt Neu-Ulm geschrieben wurde, beschäftigt sich das vierte Kapitel mit der Seniorenhilfe Neu-Ulm. Zunächst wird kurz angeführt, weshalb und in welchem Rahmen das Thema Digitalisierung für den Raum Neu-Ulm bereits eine Rolle spielt. Zudem enthält dieses Kapitel einige statistische Daten zur aktuellen und zukünftigen Bevölkerungs- und Pflegestruktur der Stadt. Im Anschluss daran findet sich das sogenannte „Seniorenpolitische Gesamtkonzept", welches in Kontext zu AAL-Technologien betrachtet wird und es werden zwei Projekte vorgestellt, die den technischen Wissenstransfer von Hochbetagten für Hochbetagte fördern. Des Weiteren wird auf ein paar bereits existierende Beratungs- beziehungsweise Informationsmöglichkeiten für Neu-Ulmer Senioren eingegangen, um einerseits festzustellen wie die Stadt Neu-Ulm bezüglich der Versorgung ihrer älteren Bürger bereits aufgestellt ist und andererseits, um Medien ausmachen zu können, die sich insbesondere für die Aufklärung über AAL-Systeme eignen könnten.

Im letzten Kapitel ist der empirische Teil der Bachelorarbeit zu finden. Dabei handelt es sich um eine in Form von eins-zu-eins-Befragungen durchgeführte Untersuchung Neu-Ulmer Passanten zu deren subjektiven Einschätzungen bezüglich des Einsatzes ambienter Technologien für ältere Menschen.

2 Gründe für den Einsatz ambienter, altersgerechter Technologien

Um den zukünftigen Bedarf unterstützender Technologien für alte Menschen möglichst konkret identifizieren zu können, müssen sowohl soziale, als auch demographische und gesundheitliche Entwicklungen umfassend respiziert werden. Diese Veränderungen haben maßgebend Einfluss auf die Anforderungen an das Sozial- und Gesundheitswesen, stellen neue Herausforderungen dar und müssen somit als Fundament sozialpolitischer Maßnahmen betrachtet werden.[2] Die in den folgenden Abschnitten erläuterten Entwicklungen verdeutlichen das wachsende Ungleichgewicht zwischen Bedarf und Deckung pflegerischer Versorgungsleistungen und heben die Notwendigkeit hervor, zeitnah Versorgungsstrukturen zu schaffen, die diesen Veränderungen und den damit einhergehenden Herausforderungen gewachsen sind. Welches Potenzial der technologische Fortschritt der letzten Jahre aufweist, die begrenzten Möglichkeiten klassischer Pflegeleistungen, um neue innovative, technische Hilfeleistungen zu erweitern und damit das Defizit qualifizierter Fachkräfte zu mindern, wird ebenfalls aufgeführt.[3]

2.1 Der demographische Wandel und der Fachkräftemangel

Verschiedenen Vorausrechnungen zufolge, wird bereits im Jahr 2030 etwa 30% der deutschen Gesamtbevölkerung aus über 65-Jährigen bestehen. Zugleich zeichnet sich jedoch ein kontinuierlicher Rückgang jüngerer Altersgruppen ab.[4] Deutschlands Bevölkerung wird sodann zur ältesten Europas.[5] Zurückführen lässt sich diese Entwicklung hauptsächlich auf den Geburtenrückgang, sowie die in den vergangenen Jahrzehnten kontinuierlich angestiegene Lebenserwartung in den Industrienationen, welche nicht nur auf dem Fortschritt in den Bereichen Medizin und Hygiene beruht, sondern auch auf den verbesserten allgemeinen Lebensumständen.[6]

Daher wird in den Sozialwissenschaften häufig von einem dreifachen Altern der westlichen Industrienationen gesprochen. Das bedeutet kurzgesagt, dass der An-

---

[2] vgl. Pieper u.a. (2001), S. 12.
[3] vgl. Görres u.a. (2016), S. 14.
[4] vgl. Elsbernd u.a. (2015), S. 31.
[5] vgl. Haubner (2012).
[6] vgl. Pieper u.a. (2001), S. 12 f.

teil alter Menschen an der Gesamtbevölkerung nicht nur relativ und absolut zunimmt, sondern dieser Bevölkerungsteil zugleich auch immer älter wird. So positiv das auf den ersten Blick erscheint, so impliziert dies jedoch auch einen zunehmenden Bedarf an pflegerischen und medizinischen Versorgungsleistungen, der durch einen immer kleiner werdenden Teil junger Erwerbstätiger materiell, wie auch sozial sichergestellt werden muss.[7]

In Anbetracht des steigenden Lebensalters und der damit häufig einhergehenden kosten- und pflegeintensiven Multimorbidität, werden somit auch die Ausgaben der Versicherungssysteme weiter zunehmen. Das im Rahmen der solidarisch konstruierten Pflege- und Krankenversicherung umlagefinanzierte Sicherungssystem in Deutschland, das es vorsieht diese Ausgaben durch die Beiträge der erwerbstätigen Versicherungsnehmer zu decken, wird so nicht mehr ausreichend sein und macht es zunehmend unwahrscheinlicher, dass alte Menschen in Zukunft adäquate pflegerische Versorgungs- und Hilfeleistungen erhalten werden.[8]

Ein weiterer Parameter, der sich negativ auf die pflegerische Versorgung auswirkt, ist der bereits heute zu verzeichnende Mangel an qualifiziertem Pflegepersonal, der sich den demographischen Entwicklungen zufolge weiter drastisch ausweiten wird.[9] Der Bundesverband privater Anbieter sozialer Dienste e.V. rechnet innerhalb der nächsten zehn Jahre mit einem zusätzlichen Bedarf von 230.000 Pflegekräften.[10] Der Fachkräftemangel in der Pflege ist jedoch nicht allein auf den demographischen Wandel zurückzuführen, sondern ebenso dem Fakt geschuldet, dass der Beruf des Pflegers, nicht zuletzt bedingt durch die abverlangenden Arbeitsbedingungen, sondern auch durch die schlechte Vergütung, wenig attraktiv erscheint und damit die Rekrutierung neuer Fachkräfte erschwert.[11] Der Verdienst einer in Deutschland tätigen examinierten Pflegefachkraft, fällt durchschnittlich ein Fünftel geringer aus als der von Fachkräften im Bereich der Krankenpflege.[12]

---

[7] vgl. Manzeschke u.a. (2013), S. 10.
[8] vgl. Brukamp (2011), S. 105.
[9] vgl. Munstermann/Luther (2015), S. 1.
[10] vgl. Uhlig (2012), S. 62.
[11] vgl. Nemec/Fritsch (2013), S. 119.
[12] vgl. Bogai u.a. (2016), S. 107.

Zukünftig wird es daher ein politisches Erfordernis sein die Attraktivität des Pflegeberufs zu erhöhen. Das erfordert zum einen eine Vergütung, die den Beruf des Pflegers mit Tätigkeiten komparablen Qualifikationsniveaus konkurrenzfähig macht und zum anderen Maßnahmen, die die Arbeitsbedingungen maßgeblich verbessern. In den letzten Jahren ist es zwar durch Entwicklungen, wie der Akademisierung in der Pflege, bereits gelungen den Arbeitsmarkt in der Pflegebranche attraktiver zu gestalten, diese Veränderung wird jedoch nicht ausreichen, um den Mangel an qualifizierten Fachkräften aufzufangen und auch mehr junge Menschen für die Pflegebranche zu gewinnen.[13]

Unabhängig von der Notwendigkeit neues Pflegepersonal zu gewinnen, sind Maßnahmen erforderlich, die das Belastungserleben von Pflegekräften mindern, um einem Berufsausstieg vor Eintritt des Rentenalters entgegenzuwirken. Denn die Mehrheit der Pflegekräfte weist eine starke berufliche Bindung, sowie das Interesse möglichst langfristig im Pflegeberuf tätig zu sein auf und verfügt somit über ein für Arbeitgeber hohes profitables Arbeitspotential. Allerdings hält es nur jede zweite Pflegekraft für möglich, den abverlangenden Anforderungen bis zur Rente gerecht zu werden.[14] Dass die Belastung von Pflegekräften vor allem in der Bundesrepublik Deutschland enorm ist, verdeutlicht die Tatsache, dass die Patienten-Pflegekraft-Relation Deutschlands bereits heute die Schlechteste in ganz Europa ist.[15]

2.2 Gesundheitliches Befinden älterer Menschen

Ab wann ein Mensch „alt" ist, wird oft unterschiedlich betrachtet. Im Fachgebiet der Gerontologie wird die Grenze zur Lebensphase Alter überwiegend zwischen 60 und 65 Jahren gesehen. Sie wird oftmals weiter in ein drittes und viertes Lebensalter untergliedert, wobei das vierte Lebensalter gewöhnlich mit dem Erreichen des 80 Lebensjahres beginnt. Der Berliner Altersstudie ist zu entnehmen, dass insbesondere die Untergruppen älterer Menschen, die primär aus Hochbetagten über 85 Jahren bestehen, einen hohen Grad an beträchtlichen Funktionseinbußen körperlicher, als auch kognitiver Natur aufweisen. Psychische, wie auch somatische Krankheitsbilder, die eine Einschränkung der Alltagskompetenz zur

---

[13] vgl. Kälble/Pundt (2016), S. 46.
[14] vgl. Höhmann u.a. (2016), S. 81.
[15] vgl. Höhmann u.a. (2016), S. 73.

Folge haben, treten vornehmlich ab 80 Jahren auf und nehmen massiv zu.[16] Dennoch ist darauf hinzuweisen, dass ein hochbetagter Mensch nicht zwingend krank oder pflegebedürftig ist und somit nicht ab einem gewissen Lebensalter automatisch von einem geriatrischen Patienten ausgegangen werden kann.[17] Besonders bei Älteren ist häufig zu beobachten, dass das biologische Alter und das subjektive Empfinden darüber stark differieren.[18]

Gewiss ist jedoch, dass Pflegebedürftigkeit bei einer Vielzahl von Fällen auf chronische Krankheiten oder Behinderungen zurückgeführt werden kann. Die Krankheiten, die am häufigsten eine Pflegebedürftigkeit zur Folge haben, sind unteranderem Frakturen (oft in Folge von Unfällen), Amputationen, Erkrankungen der Hirngefäße (zum Beispiel Schlaganfälle), rheumatische Krankheitsbilder, Erkrankungen des Bewegungsapparats, sowie psychische Krankheiten und Einschränkungen der Sinnesorgane. Insbesondere bei älteren Menschen mit Hilfebedarf überwiegen psychische und chronische Krankheiten, die zu meist in Verbindung mit kognitiven Beeinträchtigungen stehen.[19] Der alte Pflegebedürftigkeitsbegriff wurde aufgrund seiner einseitigen Ausrichtung, insbesondere im Kontext mit der stark wachsenden Zunahme von Krankheitsbildern, die kognitive Einschränkungen zur Folge haben, stark kritisiert. Vor allem die Bedürfnisse von demenzkranken Pflegebedürftigen wurden dabei nicht ausreichend einbezogen und das obwohl psychische Verhaltensstörungen bereits seit mehreren Jahren eine der drei Hauptursachen für Pflegebedürftigkeit darstellen.[20]

Auch das Geschlecht ist charakteristisch für Pflegebedürftigkeit. So fallen etwa zwei Drittel aller Leistungen der deutschen Pflegeversicherung auf weibliche Leistungsempfänger. Bei den Pflegebedürftigen über 70 beläuft sich der Frauenanteil sogar auf ganze 75%. Dass der Umfang an in Anspruch genommenen Pflegeleistungen bei Frauen im Alter zudem auch markant schneller ansteigt, als bei männlichen Versicherungsnehmern, kann auf mehrere Zusammenhänge zurückgeführt werden. Eine Ursache stellt die prinzipiell höhere Lebenserwartung dar, mit welcher zugleich häufig Multimorbidität einhergeht und somit auch das Ein-

---

[16] vgl. Böhm (2009), S. 10.
[17] vgl. Hoffmann/Nachtmann (2008), S. 4.
[18] vgl. Hogreve u.a. (2011), S. 32.
[19] vgl. Kuhlmey/Bühler (2015), S. 5.
[20] vgl. Holzhause/Schnabel (2016), S. 139.

treten von Pflegebedürftigkeit wahrscheinlicher ist. Zusätzlich leiden Frauen öfter an chronischen Erkrankungen, welche zwar nicht geradewegs tödlich verlaufen, allerdings oftmals eine selbstständige Lebensführung erschweren und so langfristig einen Pflegebedarf erzeugen. Des Weiteren steht häufig im Diskurs, dass Frauen ihr gesundheitliches Befinden meist schlechter einschätzen als Männer und daher allgemein öfter auf gesundheitsfördernde Dienstleistungen zurückgreifen.[21]

2.3 Sozialer Wandel - Autonomie und Leben im Alter

Die Assoziation, die viele Menschen heute noch zu Hochaltrigen und deren Leben haben, entspricht schon länger nicht mehr der Realität. Gegenwärtig ist es geprägt von dem Wunsch nach einer möglichst aktiven und autonomen Gestaltung des alltäglichen gesellschaftlichen Lebens.[22] Somit haben sich mit dem Anstieg der Lebenserwartung, zugleich die Anspruchs- und Erwartungshaltungen von Senioren verändert.[23] Allerdings werden Senioren mit zunehmendem Alter bei der Bewältigung ihres Alltags immer öfter vor neue Herausforderungen gestellt. Tätigkeiten, die in der Vergangenheit noch selbstständig gemeistert werden konnten, wie der Besuch beim Hausarzt, der Einkauf im nächsten Supermarkt oder aber auch bereits einfache Haushaltstätigkeiten, können mit dem kontinuierlichen Abbau der kognitiven und körperlichen Fähigkeiten plötzlich zum Problem werden. Langfristig kann das zur Folge haben, dass sich diese Hochbetagten immer unsicherer fühlen, sich daraufhin zurückziehen und es zunehmend vermeiden ihr privates Wohnumfeld zu verlassen. Zwangsläufig droht dadurch wiederum der Verlust sozialer Beziehungen.[24]

Der Wunsch nach Selbstbestimmung geht oft einher mit dem Verlangen möglichst lange in den eigenen vier Wänden wohnen zu bleiben. In der Bundesrepublik Deutschland werden etwa 71% aller pflegebedürftigen Bürger in ihrem privaten, häuslichen Umfeld umsorgt.[25] Die deutliche Präeminenz der häuslichen Pflegeform, gerade in Bedacht des erwarteten relativen und absoluten Zuwachses über

---

[21] vgl. Hoffmann/Nachtmann (2008), S. 10 ff.
[22] vgl. Bieber (o.J.).
[23] vgl. Hoffmann (2016).
[24] vgl. Kulenkampff (2000), S. 6.
[25] vgl. Bundeszentrale für politische Bildung (2013).

65-Jähriger, zeigt dass ein besonderes Augenmerk auf der häuslichen Pflege liegen sollte. [26] Der im SGB XI enthaltene Grundsatz „ambulant vor stationär", der das Ziel verfolgt den stationären Pflegebereich zu entlasten, deckt sich mit dem Wunsch nach einem möglichst langen Verbleib in den eigenen Häuslichkeiten.[27]

Ende 2014 waren in Deutschland laut Pflegeversicherungsgesetz 2,7 Millionen Bürger pflegebedürftig. Etwa 92% der Pflegebedürftigen in Deutschland, nehmen regelmäßig Hilfeleistungen von privaten Personen in Anspruch, die diese Unterstützung nicht beruflich ausüben. Diese Personengruppe Pflegender wird in Fachkreisen als „informell Pflegende" betitelt, wobei diese Gruppe in der Mehrheit aller Fälle aus Verwandten und Bekannten des Pflegebedürftigen besteht. In Deutschland leben rund 70% dieser pflegenden Angehörigen, größtenteils Lebenspartner, mit dem Pflegebedürftigen gemeinsam in einer Wohnung beziehungsweise in einem Haus oder zumindest im näheren Umfeld, weshalb das System der informellen Pflege noch tragbar ist.[28]

Allerdings ist seit einigen Jahren ein struktureller Wandel zu beobachten, der die Möglichkeit einen bedeutenden Teil des Pflegebedarfs durch die informelle Pflege zu decken, stark gefährdet. Veränderungen, wie der Anstieg von Single-Haushalten und die Individualisierung, sorgen für veränderte Bedürfnisse der alternden Gesellschaft.[29] In Anbetracht der Altersverteilung der deutschen Bevölkerung ist davon auszugehen, dass in Zukunft vor allem immer mehr hochbetagte Menschen alleine wohnen werden. [30] Das wird insbesondere Frauen betreffen. Bereits heute liegt die Quote alleinlebender Frauen im Alter von 70 bis 84 Jahren mit 46,6% deutlich höher als bei Männern dieses Alters (14,7%).[31] Auch der steigende Zuwachs erwerbstätiger Frauen und das höhere Renteneintrittsalter wirken sich folglich negativ aus.[32] Ein weiteres Hemmnis ist die zunehmend große räumliche Distanz von Familien, die es Angehörigen oft unmöglich macht sich um ihre pflegebedürftige Verwandtschaft zu kümmern. Das hat zur Folge, dass speziell die pflegerische Unterstützung durch Angehörige in Zukunft weiter abnehmen,

---

[26] vgl. Gräßel/Behrndt (2016), S. 169.
[27] vgl. Wackerbarth (2015), S. 225.
[28] vgl. Gräßel/Behrndt (2016), S. 169 ff.
[29] vgl. Bieber/Schwarz (2011), S. 7.
[30] vgl. Gaugisch u.a. (2012), S. 14.
[31] vgl. Hoffmann/Nachtmann (2008), S. 10 ff.
[32] vgl. Gaugisch u.a. (2012), S. 14.

neue Bedarfskonstellationen erzeugen und zu einem steigenden Bedarf professioneller Pflege führen wird.[33]

Bereits seit dem Jahr 2001 ist eine kontinuierliche Abnahme der Pflege durch informell Pflegende zu verzeichnen, wohingegen die Inanspruchnahme vollstationärer Pflegeeinrichtungen leicht zugenommen hat.[34] Das verdeutlicht, dass es zunehmend wichtiger sein wird das breite Spektrum an potenziell informell Pflegenden, wie Nachbarn, Freunden und Ehrenamtlichen zu unterstützen und nachhaltig zu fördern. Neben bereits bestehenden Angeboten, wie der erweiterten Beratung durch Pflegestützpunkte, dem Hausnotruf, speziellen Angeboten für die Betreuung Demenzkranker und weiteren Versorgungsangeboten, können auch unterstützende, intelligente Haustechnologien einen maßgebenden Beitrag dazu leisten den Grundsatz „ambulant vor stationär" weiter zu stärken und in gewissem Maß auch eine Betreuung aus der Ferne ermöglichen.[35]

Das Bedürfnis möglichst lange in der eigenen Häuslichkeit wohnhaft zu bleiben, hat auch bemerkbare Auswirkungen auf den Wohnungsmarkt.[36] Versorgungsformen, wie betreute Wohngemeinschaften werden von Pflegebedürftigen zwar bereits heute grundsätzlich angenommen, dennoch bevorzugt der Großteil der Pflegebedürftigen das Wohnen in der eigenen Häuslichkeit.[37] In diesem Kontext sind vor allem für Menschen ab 75 Jahren, die ab diesem Alter häufiger allein leben als jüngere Altersgruppen, Merkmale wie Barrierefreiheit, Ausstattung und Wohnumfeld, genauso wie greifbare, regionale Hilfeleistungen von immenser Bedeutung. Der Wunsch nach Autonomie und Sicherheit erfordert neue Wohnkonzeptionen, die die oftmals eingeschränkten Kommunikationsmöglichkeiten alter Menschen fördern, ihr Sozialleben erhalten und zugleich der pflegerischen und medizinischen Versorgung dienen.[38] Durch die Nutzung von AAL-Systemen ließe sich eine Art technisch betreutes Wohnen im eigenen Zuhause umsetzen.[39]

---

[33] vgl. Görres u.a. (2016), S. 4 f.
[34] vgl. Gaugisch u.a. (2012), S. 13.
[35] vgl. Görres u.a. (2016), S. 14 f.
[36] vgl. Gaugisch u.a. (2012), S. 13.
[37] vgl. Uhlig (2012), S. 62.
[38] vgl. Banse u.a. (2016), S. 68 f.
[39] vgl. Uhlig (2012), S. 62.

2.4 Chancen des technologischen Fortschritts

Der US-amerikanische Informatiker Mark Weiser hat bereits seiner Zeit mit dem Ausdruck „Ubiquitous Computing", der oft als „Rechnerallgegenwart" übersetzt wird, auf die allgegenwärtige Unterstützung von rechnergestützten Systemen zur Verarbeitung von Informationen verwiesen.[40]

In den vergangenen Jahren konnte der zunehmende Hype technische Systeme und Produkte möglichst klein und kompakt zu gestalten gut beobachtet werden. Laptops, MP3-Player und andere Technologien haben im Vergleich zu ihren Anfängen deutlich an Größe verloren und die Miniaturisierung ist heute aus vielen Bereichen nicht mehr wegzudenken. Auch in der Medizin konnten dadurch erhebliche Verbesserungen erzielt, neue Durchführungsmöglichkeiten geschaffen und nebenbei noch Energie- und Materialkosten gesenkt werden.[41] Maßgebend für die vorangetriebene Forschungsarbeit im Bereich der Mikrosystemtechnik sind die Herausforderungen des demographischen Wandels.[42]

Auch Technologien aus dem Bereich der Informations- und Kommunikationstechnologie, kurz IKT, sind in der Medizintechnik und vielen anderen Bereichen vorzufinden. Gemeinsam haben diese Produkte dabei alle ein intelligentes und stabiles Steuerungssystem.[43]

> „Unter Informations- und Kommunikationstechnologien (IKT) fassen wir all diejenigen technischen Geräte und Einrichtungen zusammen, die Informationen aller Art digital umsetzen, verarbeiten, speichern und übertragen können. Dazu gehören Sprachtelefonie, Datenkommunikation und Computer, Radio, Fernsehen und ähnliche Technologien."[44]

Um technische Systeme möglichst latent in die individuellen Räumlichkeiten und heterogenen Lebensstile der Nutzer zu integrieren, bieten Technikanbieter vermehrt Powerline-Technologien und Funklösungen als Hintergrundtechnologien.[45] Da sämtliche Aktivitäten entsprechender Konzepte dank den Möglichkeiten der

---

[40] vgl. Wackerbarth (2015), S. 228.
[41] vgl. Jähnichen (o.J.), S. 7.
[42] vgl. Bieber/Schwarz (2011), S. 7 f.
[43] vgl. Jähnichen (o.J.), S. 8.
[44] Niebel u.a. (2013), S. 6.
[45] vgl. Eifert (2016), S. 116.

IKT und Mikrotechnik nicht von eng positionierten und klar erkennbaren Geräten ausgerichtet werden, ist die technische Infrastruktur als solche kaum erkennbar.[46] Auch im Bereich der Bedienung von technischen Produkten und Systemen hat sich viel getan. Gegenwärtig zeichnet sich bei Bedienkonzepten mobiler Produkte aus dem Fachgebiet der Informations- und Kommunikationstechnologie ein Trend zur gestenbasierten Interaktion ab. Generell stoßen innovative Userkonzepte, wie auch die sprachliche Steuerung von Systemen, bestens erkennbar bei Amazons „Alexa", derzeit auf großes Interesse. Seit geraumer Zeit wird daran gearbeitet, das Steuern und Kontrollieren von mobilen Endgeräten auf Basis des technologischen Paradigmas „Ambient Intelligence", zu Deutsch Umgebungsintelligenz, noch natürlicher und damit einfacher zu gestalten. Damit wird die persönliche Umgebung selbst zu einer omnipräsenten Nutzerschnittstelle, die eigenständig auf die Verhaltensweisen des sich darin befindenden Nutzers reagiert und sich automatisch an dessen individuellen Gewohnheiten anpasst.[47]

Bereits heute werden Produkte aus dem IKT Bereich dazu eingesetzt die Dokumentation in der Pflege zu verbessern und auch viele andere Tätigkeitsfelder im Pflegebereich eignen sich für den Einsatz innovativer Technologien.[48] So ist es aktuell realisierbar mittels Entwicklungen der IKT, die physische Anwesenheit von Pflegekräften zu minimieren und teils sogar zu ersetzen. Auch der gefährdete Bereich der informellen Pflege wird durch visuelle Systeme, wie dem Monitoring, welche eine Betreuung auch über eine größere räumliche Distanz ermöglichen, gefördert. Nebenbei können entsprechende Innovationen dazu beitragen die Autonomie der Pflegebedürftigen zu stützen und ihre Lebensqualität erhöhen.[49]

Aktuell ist aufgrund unterschiedlicher Barrieren, auf die im späteren Verlauf noch genauer eingegangen wird, allerdings nicht vollständig absehbar, welchen Stellenwert intelligente Technologien in der Pflegebranche, insbesondere im häuslichen Bereich, einnehmen werden.[50] Es kann aber davon ausgegangen werden, dass alte Menschen in Zukunft nicht nur höhere Ansprüche bezüglich der Gestaltung ihres Alltags haben, sondern im Zuge der Digitalisierung eine gesteigerte

---

[46] vgl. Decker (2012), S. 319.
[47] vgl. Decker (2012), S. 319.
[48] vgl. Schnabel/Eifert (2015), S. 194.
[49] vgl. Görres u.a. (2016), S. 14
[50] vgl. Görres u.a. (2016), S. 14

Affinität und ein höheres Interesse gegenüber Technik aufweisen, was den Einsatz neuer Technologien erleichtern könnte.[51]

Rein technisch betrachtet besteht in diesem Sektor in jedem Fall enormes, größtenteils noch ungenutztes Potenzial dem drohenden quantitativen Ungleichgewicht zwischen dem Bedarf an Pflegedienstleistungen und den dafür vorhandenen personellen und materiellen Ressourcen entgegenzuwirken. Die Arbeitsbedingungen von Pflegekräften könnten durch Technikeinsatz erleichtert und insbesondere die Bereiche der ambulanten und informellen Pflege unterstützt werden.[52,53]

Diese Systeme sind mittlerweile nicht nur selbstlernend, sondern auch dazu in der Lage Fehlalarme eigenständig zu erkennen. Gerade das selbstständige Erkennen eines Fehlalarms ist im Medizin- und Pflegebereich essentiell, da diese nicht nur zu enormen Kosten führen können, sondern auch dazu, dass sich die Nutzer aus Angst vor der erneuten Auslösung eines Fehlalarms in ihren Alltagsaktivitäten einschränken.[54]

Zudem bietet die zunehmende Digitalisierung auch Chancen für die Wirtschaft und Politik. Die erhöhte Lebenserwartung und die heterogenen Interessen Älterer können genutzt werden, um die Nachfrage nach neuen Produkten und Dienstleistungsangeboten zu steigern und eine höhere Beschäftigung zu erzielen.[55] Durch neue Technologien könnten weitere Beschäftigungsfelder für Menschen im Vorruhestand geschaffen werden. Zum Beispiel in Form von Wartungstechnikern.[56] Werden technische Assistenzsysteme und Versorgungsangebote mit regionalem Bezug bei der Konzeption neuer Betreuungsformen ausreichend berücksichtigt, eröffnet sich Kommunen die Möglichkeit die Zusammenarbeit von unterschiedlichen Professionen und Organisationen übersichtlicher zu gestalten und zu erleichtern und damit die Qualität pflegerischer Dienstleistungen zu erhöhen.[57]

---

[51] vgl. Gaugisch u.a. (2012), S. 28.
[52] vgl. Sträter (2011), S. 1.
[53] vgl. Görres u.a. (2016), S. 14
[54] vgl. Eifert (2016), S. 116.
[55] vgl. Schneiders u.a. (2011), S. 115.
[56] vgl. Eifert (2016), S. 115.
[57] vgl. Görres u.a. (2016), S. 15.

3 AAL- Ambient Assisted Living

3.1 Einordnung und Begriffsbestimmung

Systeme des Konzepts „Ambient Assisted Living" können dem Fachgebiet der Gerontechnologie, häufig auch als Gerontotechnik oder Gerotechnik betitelt, zugeordnet werden. Hierbei handelt es sich um einen autonomen Forschungsbereich für Sozial- und Ingenieurswissenschaften, der sich in den 90er Jahren etabliert hat.[58]

> „Bei der Gerontechnologie geht es nicht mehr allein um eine ex-post Anpassung bestehender Produkte und Dienstleistungen für bestimmte Nutzergruppen, sondern um die integrale Berücksichtigung der spezifischen Anforderungen bestimmter Nutzergruppen bei der Konzeption von Produkten und Dienstleistungen." [59]

Wie dem Ausdruck Gerontechnologie entnommen werden kann, fallen darunter sämtliche Innovationen, die die Komponenten Gerontologie und Technologie vereinen und das primäre Ziel verfolgen Produkte und Systeme altersgerecht zu gestalten.[60] Gerontechnologien werden mittlerweile in vielen Sektoren des Gesundheitswesens, beispielsweise in der Rehabilitation, erfolgreich eingesetzt. Durch die fortschreitenden technischen Möglichkeiten eröffnen sich zunehmend mehr Einsatzgebiete.[61] Vor allem ländliche Gegenden, die zumeist durch eine eher beschränkte medizinische Versorgungsdichte charakterisiert sind, können diese altersgerechten Technologien nutzen, um die gesundheitliche Versorgung zu verbessern.[62]

AAL-Technologien vereinen den Ansatz der Gerontotechnik und die häusliche Versorgung Hochaltriger. Der Ausdruck Ambient Assisted Living, wurde 2004 erstmalig in Deutschland vom Bundesministerium für Bildung und Forschung (BMBF) gebraucht.[63] Es gibt jedoch keine allgemein gültige Definition, was nicht zuletzt darin begründet liegt, dass die technischen Komplexitätsgrade der verschiedenen Produkte sehr heterogen sind. Oft wird daher in drei Generationen

---

[58] vgl. Müller (2014), S. 26.
[59] Peine (2006), S. 217.
[60] vgl. Pfannstiel u.a. (2017), S. 235.
[61] vgl. BVMed e.V. (2016).
[62] vgl. BVMed e.V. (2014).
[63] vgl. Munstermann/Luther (2015), S. 42.

unterteilt. Die erste Generation umfasst herkömmliche Produkte, die an keinerlei Dienstleistung gebunden sind, wie Rollatoren, geläufige Blutzuckermessgeräte und seniorengerechte Mobiltelefone. Der zweiten Generation werden Anwendungen höherer Komplexität zugeordnet, welche die Datenübertragung an Dienstleister ermöglicht ohne eine Interaktivität zu erfordern. Hierunter fallen beispielsweise Telemonitoring-Anwendungen, die Übermittlung von Vitalwerten und Hausnotrufsysteme. Der dritten Generation werden sämtliche Geräte aus dem Bereich „Ambient Intelligence" zuteil. Dabei handelt es sich somit um vernetzte Systeme, die unauffällig in den persönlichen Lebensraum installiert werden und autark (re-)agieren können.[64]

Aufgrund des Kontextes dieser Arbeit liegt der Fokus vornehmlich auf den Assistenzsystemen der zweiten und dritten Generation. Danach gehend definiert Ambient Assisted Living kurzgesagt altersgerechte, intelligente Assistenzsysteme die „[...] in Verknüpfung mit entsprechenden Dienstleistungen, [...] die Nutzer im Alltag bestmöglich und unbemerkt in ihrem Wohnbereich zuhause unterstützen [...]."[65] Der hohe Grad an Interdisziplinarität, sowie die enorme Vielfalt der Lösungen, stellt aus Sicht der Informations- und Kommunikationstechnologie ein maßgebendes Charakteristikum für die effektive Entwicklung entsprechender Assistenzsysteme dar.[66]

3.2 Einsatzbereiche

Durch den Einsatz innovativer Technologien in die nachfolgenden Bereiche, kann nicht nur dem Wunsch alter, unterstützungsbedürftiger Menschen nach einem möglichst langen Verbleib im gewohnten Wohnumfeld nachgegangen, sondern auch eine Möglichkeit gegeben werden die kostenintensive stationäre Pflege zu entlasten. Auch teure Unterbringungen in Akutkrankenhäusern könnten durch die Nutzung von häuslichen Assistenzsystemen minimiert werden.[67]

Alltagsunterstützung und Komfort

Es gibt viele technische Lösungen, die Menschen mit physischen oder geistigen Einschränkungen dabei unterstützen können ihren Alltag möglichst autonom zu

---

[64] vgl. Fachinger u.a. (2012), S. 5.
[65] Bieber/Schwarz (2011), S. 9.
[66] vgl. Jähnichen (o.J.), S. 1.
[67] vgl. Wessig (2012), S. 128.

bewältigen und ihre Lebensqualität zu erhalten. Welche Assistenzsysteme wirklich notwendig sind, kann vor allem im Bereich Komfort nicht grundsätzlich festgelegt werden. Die Bedürfnisse älterer Menschen sind, wie bereits erläutert, sehr heterogen. Systeme, die für den einen notwendig sind, um dessen selbstständige Lebensweise zu erhalten, können von anderen rein dazu genutzt werden ihren Lifestyle zu erhöhen, ohne dass sie wirklich auf deren Nutzung angewiesen sind. Einige Technologien erscheinen daher auf den ersten Blick simple, können jedoch für Menschen mit Hilfebedarf eine große Erleichterung darstellen. So gibt es zum Beispiel Kalender, die sowohl das Tagesdatum und die Tageszeit anzeigen und zudem automatisch an Termine erinnern, sodass diese oft ohne Hilfe anderer wahrgenommen werden können. Auch Möbelstücke, die dafür Sorge tragen nicht ohne Haustürschlüssel aus dem Haus zugehen, ebenso wie Systeme, die bei fallender Raumtemperatur die Heizung regeln und geöffnete Fenster schließen, wie auch programmierbare Wischroboter, die eine ausreichende Grundreinigung sicherstellen, können eine große Unterstützung im Alltag sein und die Autonomie des beeinträchtigten Nutzers wahren.[68]

Kommunikation und Erhaltung sozialer Kontakte

Mit der Zunahme körperlicher Funktionseinschränkungen, schränken sich oft auch die Aktivitäten außer Haus ein und der Erhalt sozialer Kontakte wird gefährdet. Auch in diesem Bereich gibt es einige Technologien, die dazu eingesetzt werden können älteren Menschen den Kontakt zur Außenwelt zu erhalten und soziale Beziehungen zu pflegen. Durch die heutigen technischen Möglichkeiten können ganze Nachbarschaften digital miteinander vernetzt werden.[69] Auch Robotikanwendungen eignen sich für die soziale Betreuung, wie unteranderem am Roboter „Paro" zu sehen ist. „Paro" ist speziell auf die Bedürfnisse von Demenzkranken ausgerichtet und soll eine beruhigende Wirkung auf die Pflegebedürftigen haben. Ein weiteres Beispiel liefert das Projekt DOMEO, im Zuge dessen die Robotik RobuMate entstanden ist. Über diesen Roboter können Pflegebedürftige den Kontakt zu Freunden und Familie halten und bleiben sozial integriert. Bei Bedarf kann RobuMate auch dazu genutzt werden eine medizinische Zentrale zu kontaktieren.[70]

---

[68] vgl. Eberhardt (2012), S. 125.
[69] vgl. Sträter (2011), S. 89.
[70] vgl. Rehrl (2013), S. 15.

Gesundheit und Pflege

Auch im Bereich der gesundheitlichen Betreuung und Überwachung sind einige technische Innovationen zu finden. Vor dem Hintergrund der starken Zunahme von demenziellen Erkrankungen und Depressionen, wie auch somatischen Krankheiten, sind viele technische Systeme im AAL-Bereich vor allem auf die Beeinträchtigungen, die aus diesen Krankheitsbildern hervorgehenden ausgerichtet. Risikopatienten für kardiovaskuläre Erkrankungen könnten zum Beispiel ein mobiles System dazu verwenden, die Herztätigkeiten kontinuierlich zu überprüfen und auswerten zu lassen. Auch das sogenannte Remote Assistance System kann zur Überprüfung der Gesundheit verwendet werden. Hierbei zeichnen Sensoren unterschiedliche gesundheitsbasierte Daten, wie Körpertemperatur, Plus, und Herzfrequenz auf. Das System ist dazu in der Lage eine Notfallsituation selbstständig zu erkennen und einen Notruf auszulösen, sodass der Nutzer schnellstmöglich entsprechende Hilfeleistungen erhalten kann. Das eigenständige Erkennen einer Bedarfslage ist vor allem daher sehr wichtig, weil die Nutzer in Situationen eines medizinischen Versorgungsbedarfs oft nicht mehr dazu in der Lage sind selbst einen Notruf abzusetzen.[71] Technische Innovationen können, aber nicht nur hilfreich dabei sein die gesundheitliche Verfassung zu dokumentieren und kontrollieren. Hochaltrige, die häufig aufgrund ihrer Multimorbidität eine breite Palette an Medikamenten einnehmen müssen, könnten auch diesbezüglich technisch unterstützt werden, indem sie beispielsweise durch ein Signal an die Einnahme erinnert werden.[72]

Sicherheit und Prävention

Hochaltrige Personen, die nach ihren Bedürfnissen gefragt werden, geben häufig an erster Stelle das Bedürfnis nach Sicherheit an.[73] Demnach nimmt ein möglichst sicheres Umfeld einen hohen Stellenwert für ältere Menschen ein und trägt zugleich entscheidend zu deren Autonomie bei. Leicht für Sicherheit sorgen können vor allem Haushaltsgeräte, wie Herdplatten, die sich selbst abschalten oder zumindest ein Signal auslösen, sollte dies vergessen worden sein.[74] Ein konkretes Beispiel für sicherheitsfördernde Technologien ist das von Frauenhofer Institut

---

[71] vgl. Rehrl (2013), S. 13 f.
[72] vgl. Eberhardt (2012), S. 125.
[73] vgl. Reimann (1994), S. 158.
[74] vgl. Eberhardt (2012), S. 124.

konzipierte System „sens@home". 3D-Sensoren ermöglichen es dem System Stürze zu identifizieren und eine Gefahrenlage autonom zu erkennen. Zusätzlich verfügt die Technologie über eine Spracherkennung und ist so dazu im Stande mit dem Nutzer zu kommunizieren und erforderliche Hilfsmaßnahmen einzuleiten. Wie für moderne AAL-Systeme typisch muss der Anwender hier als nicht mehr selbst tätig werden.[75]

Mobilität

Für Menschen, die aufgrund kognitiver Beeinträchtigungen in ihrem Orientierungssinn eingeschränkt sind, gibt es technische Innovationen, die es ihnen trotz dessen ermöglichen sich selbstständig zu bewegen. Die meisten dieser technischen Lösungen basieren auf GPS oder RFID. Sollte der Anwender nicht mehr eigenständig nach Hause finden, so kann sein Standort dadurch leicht lokalisiert werden. Die Ortung der Nutzer solcher Module kann bei Bedarf kontinuierlich oder aber auch auf Abruf erfolgen. Zudem besteht die Möglichkeit einen unbedenklichen Bereich festzulegen, bei dessen Verlassen automatisch ein Alarm ausgelöst wird. Wie diese Lösungen konkret aussehen ist sehr unterschiedlich. Die Module können sich beispielsweise im Schuh befinden, an der Kleidung, der Armbanduhr oder auch in einem Mobiltelefon.[76] Durch moderne Technik ist es außerdem möglich gebräuchliche Assistenzsysteme weiter zu entwickeln und innovativer zu gestalten. So kann beispielsweise ein Navigationssystem in einen Rollator integriert werden, um den zurückgelegten Weg des Nutzers geographisch zu erfassen und diesen bei Verlust der Orientierung sicher nach Hause leiten.[77]

3.3 Fehlende Akzeptanz als zentrale Herausforderung

Seit die Elektrifizierung privater Haushalte Standard ist und Normen, neben konformen Steckern und einer zuverlässigen Stromqualität dafür sorgen, dass technische Geräte ihre Anwender nicht gefährden, vereinfachen Assistenzsysteme vielen Menschen ihr Alltagserleben. Gerade Technologien, die körperlich schwere Arbeit erleichtern und dadurch ein gewisses Maß an Komfort bieten, wie es beispielsweise bei einer Waschmaschine der Fall ist, wurden nie kritisch betrachtet von jeher akzeptiert. Heute findet man in der Regel in ziemlich jedem deutschen

---

[75] vgl. Frauenhofer-Gesellschaft (2017).
[76] vgl. Eberhardt (2012), S. 125.
[77] vgl. BVMed e.V. (2014).

Haushalt eine Vielzahl technischer Geräte, die dessen Besitzer in irgendeiner Weise unterstützen. Sie bieten oftmals einen höheren Komfort und dienen nicht selten dazu den eigenen Lifestyle auszudrücken.[78]

Das gilt nicht für Assistenzsystemen die speziell auf die Bedürfnisse alter Menschen ausgerichtet sind. Trotz deren zunehmenden Relevanz und den ausgereiften technischen Möglichkeiten, sind diese Systeme der breiten Masse nahezu unbekannt oder werden häufig abgelehnt. Das liegt einerseits an den fehlenden staatlichen Rahmenbedingungen und andererseits an einer Vielzahl von Faktoren, die insbesondere für die Akzeptanz durch Hochbetagte, maßgebend sind.[79, 80]

So wird häufig zwischen dem Grad der Aufgeschlossenheit gegenüber Technik ein Zusammenhang mit dem Alter des potenziellen Abnehmers erkannt. Auch das Geschlecht, sowie bisherige Technikerfahrungen, der Bildungsgrad und das spezifische Einkommen können ursächlich für die Einstellung gegenüber innovativen Unterstützungssystemen sein.[81]

Durch die derzeit fehlende Akzeptanz innovativer, altersgerechter und unterstützender Technologien, bleibt das durch den technologischen Fortschritt gebotene Potenzial die Kosten im Gesundheitssystem zu senken, zugleich die Lebensqualität alter Menschen zu erhöhen und den sozialen und demographischen Herausforderungen zu begegnen, jedoch weitgehend unausgeschöpft.[82]

Um die Akzeptanz erhöhen zu können, müssen diese Faktoren ausführlich betrachtet und Lösungswege gesucht werden die bestehenden Barrieren zu beheben. Neben einem deutlich ersichtlichen Mehrwert und der Anwenderfreundlichkeit, spielt auch das Dienstleistungs- und Supportangebot des Herstellers und die wahrgenommenen Risiken eine wichtige Rolle. Insbesondere für ältere Menschen ist entscheidenden, ob sich durch eine neue technische Anschaffung ihre Lebensqualität erhöhen lässt.[83]

Viele assistierenden Technologien und Systeme erheben automatisch strengvertrauliche gesundheitsbasierte Informationen zur anschließenden Auswertung

---

[78] vgl. Eberhardt (2012), S. 122.
[79] vgl. Gersch u.a. (2012), S. 242.
[80] vgl. Hogreve u.a. (2011), S. 34.
[81] vgl. Theussig (2015), S. 134.
[82] vgl. Wessig (2012), S. 128.
[83] vgl. Hogreve u.a. (2011), S. 34.

und Interpretation, weshalb der Anwender meistens keinen Einblick in die Daten hat.[84] Häufig sind alle Sensoren und Komponenten eines AAL-Systems unmittelbar mit dem Internet verbunden. Die Sicherheit der Übertragung und auch der Datenschutz konnte bislang oft nicht schnittstellenübergreifend sichergestellt werden. Dahingehend liegt das aktuell noch sehr geringe Interesse potenzieller Nutzer zu einem erheblichen Teil in der Furcht vor einem Datenmissbrauch und der Verletzung der eigenen Privatsphäre begründet. Um dem Bedürfnis nach Datensicherheit mehr entsprechen zu können, müssten die Daten nach Möglichkeit direkt vom AAL-System zuhause ausgewertet werden.[85]

Einen weiteren Aspekt, der sich negativ auf die Akzeptanz auswirkt, stellen die hohen Kosten für die Anschaffung eines quantifizierbaren und insbesondere fremdzugriffgeschützten Systems dar.[86] Die Zahlungsbereitschaft alter Menschen fällt aktuell noch sehr gering aus.[87] Die private Altersvorsorge ist oft schlichtweg nicht ausreichend.[88] Für die Marktdurchdringung von AAL-Systemen erschwerend hinzu kommt die ungeklärte finanzielle Unterstützung durch die Sozialversicherungssysteme. Solange Assistenzsysteme nur über den zweiten Gesundheitsmarkt, also auf Selbstzahlerbasis finanziert werden, wird automatisch eine breite Masse potenzieller Abnehmer ausgeschlossen, die nicht über entsprechend finanzielles Kapital verfügt.[89]

Auch der hohe Installationsaufwand und mögliche bauliche Hürden erschweren die Implementierung und wirken sich folglich negativ auf die Akzeptanz aus.[90] Zusätzlich ist die Bedarfslage, wie auch das Wertempfinden von Hochbetagten sehr unterschiedlich. Diese Heterogenität gestaltet die Konzeption von innovativen Dienstleistungen, wie intelligenten Assistenzsystemen sehr schwierig und erfordert ein hohes Maß an Flexibilität. Nur wenige Innovationen im Dienstleistungsbereich für Senioren, werden von diesen aktuell als leicht verständlich und altersgerecht betrachtet und dementsprechend genutzt.[91] Zu groß ist häufig die

---

[84] vgl. BVMed e.V. (2016).
[85] vgl. Eifert (2016), S. 115 f.
[86] vgl. Eifert (2016), S. 116.
[87] vgl. Uhlig (2012), S. 62.
[88] vgl. Hoffmann (2016).
[89] vgl. Manzeschke u.a. (2013), S. 12.
[90] vgl. Eifert (2016), S. 116.
[91] vgl. Hogreve u.a. (2011), S. 33.

Angst die Kontrolle über die komplexe Technik zu verlieren und bei dessen Bedienung Fehler zu machen.[92]

Zusätzlich fehlt weitgehend die Aufklärung der potenziellen Nutzer über die Möglichkeiten von altersgerechten Assistenzsysteme. Das erschwert diesen die Bewertung der ihnen gebotenen technischen Innovationen.[93] Dass sich das auch als Barriere für die Akzeptanz auswirkt, bestätigt sich in verschiedene Studien zum Kaufverhalten von Senioren. Sie geben Aufschluss darüber, dass mit steigendem Lebensalter die Risikobereitschaft abnimmt. Bevor eine Kaufentscheidung getroffen wird, wird im Vorfeld sorgfältig Pro und Contra gegeneinander abgewogen. Spontankäufe, wie sie bei jüngeren Altersgruppen öfter vorkommen, finden bei Hochbetagten sehr selten statt. Insbesondere neuartige und komplexe Technologien sorgen bei älteren Menschen für Überforderung und erschweren die Risikobewertung, weshalb die Kaufentscheidung häufig schon alleine aus diesem Grund negativ ausfällt.[94]

In der Fachliteratur werden zuweilen auch die mit Ambient Assisted Living in Kontext stehenden Begriffe als Barriere betrachtet. Ein Großteil Hochaltriger wird von den vielen englischen Ausdrücken, angefangen bei der Begrifflichkeit „Ambient Assisted Living" selbst, abgeschreckt oder kann sich aufgrund von Übersetzungsschwierigkeiten nichts darunter vorstellen.[95] Begriffe, wie „Pflegebedürftigkeit" und „Alter", die häufig bei der Vermarktung von Assistenzsystemen verwendet werden, stellen den Hilfebedarf ihrer potenziellen Abnehmer direkt in den Mittelpunkt und werden zudem von vielen als stigmatisierend empfunden. Da niemand gerne seine Schwächen offenbart, führt das eher zu Ablehnung, als zur erstrebten Motivation sich mit den beworbenen Produkten auseinander zusetzen und diese zu erwerben.[96]

Auch wenn unterstützende Technologien für Hochbetagte derzeit noch sehr kritisch betrachtet werden, gibt es dennoch einen Teil Älterer, der die Nutzung von technischen Hilfsmitteln im häuslichen Umfeld bereits heute als Chance sieht, ih-

---

[92] vgl. Theussig (2015), S. 131.
[93] vgl. Gaugisch u.a. (2012), S. 48.
[94] vgl. Hogreve u.a. (2011), S. 35.
[95] vgl. Theussig (2015), S. 135.
[96] vgl. Haubner (2012).

ren Alltag möglichst selbstbestimmt zu gestalten und ihre Lebensqualität zu steigern.[97]

3.4 Anforderungen an die Entwicklung und Implementierung von AAL-Systemen

Folgend wird auf grundlegende Anforderungen eingegangen, die bei umfassender Berücksichtigung dazu beitragen können zumindest einen Teil der zuvor genannten Barrieren zu mindern oder sogar ganz zu beseitigen und damit zur Steigerung der Akzeptanz führen können.

Insbesondere bei der Entwicklung neuer, altersgerechter Technologien gilt: „Nicht der Nutzer muss das System verstehen, das System muss seine Nutzer verstehen."[98] Bei der Konzeption von AAL-Systemen muss der Fokus daher auf einer möglichst simplen Kommunikation mit den Pflegebedürftigen liegen.[99] Um intelligente Assistenzsysteme möglichst genau auf die Bedürfnisse und speziellen Anforderungen ihrer hochbetagten Endnutzer auszurichten zu können, sollten diese optimalerweise gleich zu Beginn, also ab der Findung von Ideen bis hin zur Gestaltung der Bedienungsanleitung, in den Entwicklungsprozess einbezogen werden. Dadurch kann vermieden werden, dass die Endprodukte in ihrer Handhabung zu komplex sind und dadurch abgelehnt werden. Hierzu können sowohl schriftliche, als auch mündliche Befragungsmethoden herangezogen werden. Vereinzelt werden in diesem Rahmen sogenannte „Usability Labs", also Labore für Benutzerfreundlichkeit, genutzt. Auch Demonstrationszentren bieten eine gute Möglichkeit, um die Ansprüche der potenziellen Abnehmer zu evaluieren. Simple, aber dennoch effektiv kann auch die Heranziehung von bereits existierenden wissenschaftlichen Studien zur Technikgestaltung Hochbetagter sein. Nicht weniger wichtig, ist die Befragung der Zielgruppe nach der Einführung der Produkte und Dienstleistungen in den Markt. Dass potenzielle Anwender, zumindest in Deutschland, bisher eher selten in die Entwicklung innovativer Technologien einbezogen werden, wird häufig auf die damit verbundenen Kosten zurückgeführt.[100]

---

[97] vgl. Banse u.a. (2016), S. 95.
[98] Picot/Braun (2011), S. 72.
[99] vgl. Eifert (2016), S. 116.
[100] vgl. Theussig (2015), S. 139 f.

Aus der Fachliteratur geht hervor, dass bezüglich der Technikgestaltung in erster Linie Faktoren der visuellen und auditiven Wahrnehmung entscheidend sind. Aspekte wie Helligkeit und Kontrast, ebenso wie Formen und Farben müssen auf die noch vorhandene visuelle Wahrnehmungskraft von alten Menschen ausgerichtet werden und verfolgen nicht wie bei Technologien für jüngere Menschen primär das Ziel einer schöneren Optik. So ist beispielsweise bei Anzeigen auf einen möglichst hohen Kontrast zu achten und bei Nachtbeleuchtungen auf eine starke Leuchtdichte. Zudem sollten Displays entspiegelt sein und auch eine konforme Farbgebung verschiedener Bediensysteme kann für die Nutzung zuträglich sein. Des Weiteren wird empfohlen, Beschriftungen und Symbole möglichst groß zu gestalten und Bildschirme nicht zu überladen.[101]

Da die Hörleistung von Menschen im Alter nachweislich abnimmt, muss die Lautstärke von Systemen mit akustischen Signalen in einem für Hochaltrige wahrnehmbaren Rahmen liegen. Aufgrund des erhöhten Lautstärkepegels ist es daher oft erforderlich die Wände, die Decke und den Fußboden entsprechend zu dämmen.[102]

Zudem sollten Bedienelemente, wie Griffe und Schalter leicht zu tätigen sein und möglichst flexibel modellierbar, um sie auf die individuellen Bedürfnisse, die sich auch beim jeweiligen Nutzer selbst schnell verändern können, anpassen zu können. Auch die Verarbeitung von Informationen dauert bei älteren Menschen deutlich länger, weshalb die Systeme so zu gestalten sind, dass sie ohne Zeitdruck bedient werden können und ihre Nutzer nicht überfordern. Zu schnelle Abfolgen von Hinweisen, Anleitungen oder Informationen sind daher zu umgehen.[103]

Neben einer nutzerfreundlichen Handhabung, empfiehlt es sich unterstützende, innovative Technologien für Hochbetagte möglichst so zu konzipieren, dass sie auch für eine etwas jüngere Zielgruppe einen Mehrwert darstellen. Das kann dazu beitragen, dass sich potenzielle Nutzer bereits vor dem Eintreten von Pflegebedürftigkeit mit AAL-Systemen auseinandersetzen oder diese sogar frühzeitig nutzen und dadurch den Umgang mit assistierenden Technologien entspannter erlernen.[104]

---

[101] vgl. Sträter (2011), S. 40 ff.
[102] vgl. Sträter (2011), S. 45 f.
[103] vgl. Sträter (2011), S. 48 ff.
[104] vgl. Eifert (2016), S. 117.

Für eine breitflächige Implementierung, darf die Finanzierungsproblematik nicht vernachlässigt werden. Um die Krankenkassen und andere potenzielle Kostenträger künftig finanziell zu integrieren, muss diesen der ökonomische Nutzen des Einsatzes von AAL-Technologien ersichtlich gemacht und ein entsprechendes solidarisches System aufgebaut werden. Anderenfalls stehen die Chancen für eine breitflächige Implementierung, ungeachtet der anderen Barrieren, schlecht.[105]

Da sämtliche AAL- Technologien unmittelbar in das Lebensumfeld eines Individuums integriert werden und aufgrund ihrer sozio-technischen Komponente weitreichend Einfluss auf das persönliche Leben, als auch auf die Gesellschaft an sich haben können, müssen entsprechende Produkte und Systeme nicht nur bezüglich ihrer technischen Beschaffenheit, sondern auch ethisch umfassend betrachtet werden. Beim Einsatz technischer Artefakte im Sinne von AAL ist der Ort der Dienstleistungserbringung meist zugleich das Zuhause eines Menschen, in dem in erster Linie soziale Beziehungen geführt werden und das oftmals mit vielen Erinnerungen verbunden ist und daher einen hohen emotionalen Stellenwert hat. Bei der technischen Ausstattung des persönlichen Umfelds, muss darauf entsprechend Rücksicht genommen werden.[106]

Es ist darauf zu achten, dass die assistierenden Technologien nicht dazu führen, dass soziale Kontakte ersetzt werden, sondern ausschließlich deren Erhalt fördern.[107] In jedem Fall sollte sorgfältig abgewogen werden, ob sich durch die Implementierung des in Erwägung gezogenen Assistenzsystems dem Nutzer ein Mehrwert bietet, der das mögliche Eingreifen in die Privatsphäre, wie auch andere Risiken übersteigt.[108]

Außerdem muss dafür Sorge getragen werden, dass die Assistenzsysteme auch so ausgerichtet sind, dass sie den Anwender in erster Linie unterstützen und ihn nicht seiner Autonomie berauben oder in seiner Entscheidungsfreiheit einschränken. Der Nutzer sollte weitgehend selbst entscheiden können, wann und wie er die Technologie nutzt. Das eigentliche Ziel, die Selbstständigkeit von alten Menschen zu fördern, würde sonst verfehlt werden.[109]

---

[105] vgl. Gersch u.a. (2012), S. 243.
[106] vgl. Manzeschke u.a. (2013), S. 9.
[107] vgl. Lück (1993), S. 25 ff.
[108] vgl. Zwijsen et al. (2011), S. 420 ff.
[109] vgl. Ikonen/Kaasinen (2008), S. 2.

Der Altenhilfesektor bietet eine große Palette an Dienstleistungsangeboten. Eine hohe Serviceorientierung bei der Integration neuer Technologien und innovativer Konzepte ist essenziell und gewinnt immer mehr an Bedeutung.[110] Die Akzeptanz unterstützender Technologien und die Bereitschaft diese auch im eigenen Wohnbereich zu nutzen, kann deutlich erhöht werden, wenn Hochaltrige beim Einsatz technologischer Assistenzsysteme gleich zu Beginn gut beraten und ihre individuellen Wünsche entsprechend wahrgenommen werden. Dies erfordert einen konkreten Ansprechpartner, der neben seiner beruflichen Qualifikation auch über ausreichend Sozialkompetenz für den Umgang mit älteren Menschen, verfügt.[111] Bestenfalls übernehmen diese Berater zugleich auch organisatorische Tätigkeiten, indem sie beispielsweise den Kontakt zu geeigneten Dienstleistern herstellen und entsprechende Maßnahmen einleiten. Derzeit gibt es jedoch noch kein Fachpersonal, das diese Aufgabe übernehmen könnte. Nicht weniger wichtig ist es die angebotenen Techniken konsequent mit entsprechenden Dienstleistungen zu verknüpfen.[112] Für eine erfolgreiche Implementierung muss es daher regionale Dienstleister geben, die sowohl für die Installation, als auch für regelmäßig anstehende Wartungsarbeiten und mögliche Fehlerbehebungen greifbar sind.[113]

---

[110] vgl. Gaugisch u.a. (2012), S. 28.
[111] vgl. Banse u.a. (2016), S. 96.
[112] vgl. Gaugisch u.a. (2012), S. 48.
[113] vgl. Gersch u.a. (2012), S. 11.

4 Seniorenhilfe in der Stadt Neu Ulm

Das Thema Digitalisierung beschäftigt auch die Stadt Neu Ulm. So findet zum Beispiel im Juni 2018 das zweite Neu Ulmer Zukunftsgespräch zum Thema „Digitalisierung- und NU?" statt. Die Stadt Neu Ulm veranstaltet diese Zukunftsgespräche, um Interessierten ein Podium zu bieten, sich über wichtige Themen der Zukunft zu informieren und zu unterhalten. In diesem Rahmen soll dieses Mal konkret über die möglichen Folgen der zunehmenden Digitalisierung für den Alltag und die Arbeitswelt diskutiert werden.[114]

Der Leiter des Bereichs Soziales und Kultur der Stadt Neu Ulm, Ralph Seiffert, erklärte bei den letzten sogenannten „Seniorentagen", die in Kooperation mit der Stadt Ulm veranstaltet werden, dass sich der demographische Wandel zwar in der Region Neu-Ulm/ Ulm bisher noch nicht merkbar ausgewirkt hat, die Seniorenarbeit aber im Kontext der alternden Gesellschaft für die Stadt eine wichtige Rolle spielt. Daher deklarierte er, wie wichtig es sei vorrausschauend dafür zu sorgen, dass die Bürger im Alter selbstbestimmt leben können.[115]

4.1 Bevölkerungsstruktur in Neu Ulm

In Neu-Ulm leben aktuell etwa 61.500 Bürger.[116] Davon sind bereits heute mehr als 11.700 Einwohner über 65 Jahre alt.[117] Das Durchschnittsalter lag 2016 bei rund 43 Jahren, wobei der Altersdurchschnitt der männlichen Einwohner mit 41 Jahren knapp unter dem Mittelwert war. Die weiblichen Bürger Neu Ulms kamen auf ein durchschnittliches Alter von circa 44 Jahren.[118]

Betrachtet man die Prognosen zum Wachstum der Bevölkerung im Landkreis, so ist in den nächsten Jahren von einem merklichen Anstieg der Bewohnerschaft Neu-Ulms auszugehen.[119] Dabei soll die Anzahl der über 65 Jährigen in den nächsten 10 Jahren um circa 7.500 ansteigen.[120] Der Anteil der Hochbetagten im Alter

---

[114] vgl. Stadt Neu Ulm (2018b).
[115] vgl. Schühly (2017).
[116] vgl. Stadt Neu Ulm (2017).
[117] vgl. Stadt Neu-Ulm, FB 2/ Schule, Sport, Kultur und Soziales in Kooperation mit dem Netzwerk Senioren Neu-Ulm (2016), S. 3.
[118] vgl. Bayrisches Landesamt für Statistik (2018), S. 8.
[119] vgl. Landratsamt Neu-Ulm (2010), S. 69.
[120] vgl. Landratsamt Neu-Ulm (2010), S. 10.

von 85 Jahren und älter hat sich in den vergangenen 30 Jahren verzweifacht und bis 2024 wird mit einer erneuten Verdoppelung gerechnet.[121] Im Kontext mit der häufig gesundheitlichen Beeinträchtigung dieser Altersgruppe, muss somit auch mit einer dementsprechend ansteigenden Nachfrage nach pflegerischen Versorgungsleistungen gerechnet werden.

4.2 Pflegebedürftigkeit und Pflegestruktur in Neu-Ulm

Die Anzahl der Pflegebedürftigen im Landkreis Neu-Ulm lag im Jahr 2013 bei 3.175 Menschen und soll bis 2030 auf 4.555 ansteigen.[122] Davon waren rund 37% der Pflegebedürftigen Männer und knapp 63% Frauen. Bis 2030 ist davon auszugehen, dass der Anteil der männlichen Pflegebedürftigen minimal auf 39% ansteigt.[123] [124] Das bestätigt, dass mit einem wachsenden Bedarf pflegerischer Leistungen gerechnet werden muss, insbesondere weil der Frauenanteil nach wie vor überwiegt und diese, wie aus der Fachliteratur entnommen werden konnte, vermehrt gesundheitsfördernde Maßnahmen in Anspruch nehmen.

Entgegen des steigenden Bedarfs hat sich von 2014 bis 2016 die Zahl der verfügbaren Plätze in Einrichtungen für ältere Menschen in Neu-Ulm von 564 auf 486 reduziert. Auch das Personal in diesen Einrichtungen hat um rund 13% abgenommen.[125] Der Anteil ambulanter Pflegeleistungen im Landkreis Neu-Ulm lag im Jahr 2013 bei 16,2%. Im Vergleich zu Bayern sind das 0,6% weniger. Auch, wenn bis 2030 auf Landkreisebene mit einer Zunahme ambulanter Pflegeleistungen von ganzen 6,6% gerechnet wird, wird dennoch der Anteil der stationären Pflege mit rund 37% weiterhin deutlich überwiegen.[126,127] Zudem wird davon ausgegangen, dass der Anteil pflegender Angehöriger innerhalb der nächsten 22 Jahre um ganze 3,8% abnimmt.[128]

Sogleich der demographische Wandel laut Seiffert bislang noch keine drastischen Auswirkungen auf die Stadt hatte, so ist zu erkennen, dass auch Neu- Ulm in Zu-

---

[121] vgl. Landratsamt Neu-Ulm.
[122] vgl. Bertelsmann Stiftung (2018d).
[123] vgl. Bertelsmann Stiftung (2018e).
[124] vgl. Bertelsmann Stiftung (2018f).
[125] vgl. Bayrisches Landesamt für Statistik (2018), S. 17.
[126] vgl. Bertelsmann Stiftung (2018a).
[127] vgl. Bertelsmann Stiftung (2018c).
[128] vgl. Bertelsmann Stiftung (2018b).

kunft stärker mit den Herausforderungen der demographischen Entwicklungen konfrontiert sein wird. Daher ist es notwendig frühzeitig Maßnahmen in die Wege zu leiten, die speziell die ambulante Pflege und die häusliche Versorgung stützen und weiter ausbauen, um dafür Sorge tragen zu können, dass die älteren Bürger Neu-Ulms auch in Zukunft ein möglichst autonomes Leben führen können und die Leistungen erhalten, die sie dazu benötigen.

4.3 Seniorenpolitisches Gesamtkonzept und AAL

Aufgrund der demographischen Veränderungen wurden neben den Landkreisen auch die Städte und Gemeinden vom bayrischen Gesetzgeber dazu beauftragt sogenannte Seniorenpolitische Gesamtkonzepte konzeptualisieren zu lassen. Diese Konzepte sollen vor allem prozessorientiert und den künftigen Entwicklungen gewachsen sein. Für den Landkreis Neu-Ulm hat die Arbeitsgemeinschaft Sozialplanung in Bayern diesen Auftrag übernommen.[129]

In Zuge dessen wurden nach einer schriftlichen Betragung von rund 1.000 Bürgern über 60 Jahren, einer Analyse bezüglich der Veränderungen der Bevölkerungsstruktur, sowie einer Bestandsaufnahme von Angeboten und Einrichtungen für Senioren, wie auch der Durchführung regionaler Expertenworkshops, die 10 nachfolgenden Handlungsfelder erschlossen:[130]

- „Integrierte Orts- und Entwicklungsplanung
- Wohnen zu Hause
- Beratung, Information und Öffentlichkeitsarbeit
- Gesellschaftliche Teilhabe
- Bürgerschaftliches Engagement von und für Senioren
- Unterstützung pflegender Angehöriger
- Präventive Angebote und Angebote für besondere Zielgruppen
- Kooperations- und Vernetzungsstrukturen
- Hospiz- und Palliativversorgung
- Betreuung und Pflege"[131]

---

[129] vgl. Landratsamt Neu-Ulm.
[130] vgl. Landratsamt Neu-Ulm.
[131] Landratsamt Neu-Ulm.

Dabei wird ersichtlich, dass das Konzept des Ambient Assisted Living einen Großteil der Handlungsfelder abdecken beziehungsweise stärken könnte. Die wesentlichen Ziele bestehen demnach unter anderem in der Stärkung der gesellschaftlichen Teilhabe älterer Menschen und der Anpassung von Wohngegebenheiten an deren spezifische Bedürfnisse. Zudem steht es zukünftig im Fokus, die bereits existierenden Angebote zur Versorgung Hochaltriger besser zu verknüpfen, neue Pflege- und Wohnformen zu schaffen und zugleich das soziale Engagement von Senioren und für Senioren zu fördern. Das Konzept des Ambient Assisted Living verfolgt all diese Zielsetzungen und kann bei ausreichender Integration in die entsprechenden Handlungsfelder dazu genutzt werden diese Ziele zu verfolgen und eine ausreichende, strukturierte und zeitgemäße Versorgung älterer Menschen in Neu-Ulm nachhaltig zu gewährleisten.[132]

Damit das aber überhaupt möglich ist, muss zu nächst erreicht werden, dass AAL-Technologien eine größere Annahme durch die hochaltrigen Bürger erfahren. Nicht alle bestehenden Barrieren können durch die Stadt Neu-Ulm beseitigt werden, sie kann jedoch dafür sorgen, dass die ältere Bevölkerung ausreichend über die Möglichkeiten unterstützender, Intelligenzsysteme in den eigenen vier Wänden informiert wird. Zudem kann die Stadt durch entsprechende Angebote und Projekte dazu beitragen, dass Hochaltrige in Neu-Ulm möglichst frühzeitig den Umgang mit innovativen Technologien erlernen, ihre Ängste vor der Nutzung ablegen und diese irgendwann als normal betrachten können.

Wie ein solches Projekt aussehen könnte, zeigt zum Beispiel das Konzept „AAL-Lotsen" des VdK Saarland. Die ehrenamtlichen AAL-Lotsen übermitteln ihr Wissen über verschiedene unterstützende Technologien aus dem AAL-Bereich an interessierte Senioren oder andere Interessengruppen, helfen bei der Auswahl passender Produkte und verweisen Interessierte mit ihren spezifischen Anliegen an die richtigen Ansprechpartner. Sie versuchen nicht nur die Hochbetagten bestmöglich über den Nutzen der Technologien und die vielfältigen Einsatzmöglichkeiten aufzuklären, sondern verfolgen auch das Ziel deren Ängste abzubauen und können Tipps bezüglich der Finanzierung geben. Die Beratung durch die Lotsen ist kostenfrei, herstellerneutral und kann auch von Senioren in Anspruch genommen werden, die nicht Mitglied beim VdK sind.[133]

---

[132] vgl. Landratsamt Neu-Ulm.
[133] vgl. Sozialverband VdK Saarland e.V..

Ein weiteres Projekt, das vom Bundesministerium für Bildung und Forschung im Rahmen der „Senioren-Technik-Botschafter" Initiative gefördert wurde, ist das Konzept „ABiBA" (Assistenzsystem-Botschafter in Braunschweig Aktiv). Auch hier wird das Ziel verfolgt, den Transfer des Wissens technikaffiner Senioren an weniger technikgeübte Hochbegabte zu stützen.[134] Im Rahmen dieses Projekts wurden ehrenamtliche Senioren zu Technik-Botschaftern ausgebildet und sollen künftig fähig sein, Hochaltrigen geeignete AAL-Systeme vorzustellen und ihnen die Vorzüge deren Einsatzes aufzuzeigen. Der Schulungsplan wurde in Kooperation mit der Fachstelle Wohnberatung Hannover erstellt. Die Schulung zum Technik-Botschafter verlief über mehrere Tage an denen sie sich unter anderem in einer Musterwohnung selbst einen ersten Eindruck von den vielfältigen Einsatzmöglichkeiten von AAL-Produkten machen konnten. An zwei weiteren Tagen wurden sie bezüglich des möglichst effektiven Einsatzes intelligenter, ambienter Hilfen geschult und in den Umgang mit digitalen Bediensystemen, wie Tablet-PCs eingeführt.[135]

Der Generationentreff Ulm/Neu-Ulm e.V. bietet Momentan über 100 Kurse, die pro Woche von etwa 800 Mitgliedern und Gästen besucht werden. Neben Sprach- und Theaterkursen, Gesprächs- und Diskussionsforen und vielen anderen Angeboten für Senioren gibt auch bereits einige verschiedene Trainings zum Umgang mit technischen Produkten.[136] Dadurch soll älteren Bürger die Chance gegeben werden, mit der zunehmenden Digitalisierung Schritt halten zu können und ein möglichst aktives Leben zu führen. Die Kurse orientieren sich dabei speziell an den dem Kenntnisstand der Teilnehmer und deren spezifischen Bedürfnissen. Vom „Computer-Einmaleins für PC-Einsteiger", über einen Kurs zum Thema „Facebook", einem Training zum Messenger „WhatsApp" und auch Einführungen in die Welt der E-Book-Reader, ist alles dabei.[137] Dieses Format könnte bei gegebenem Interesse und entsprechender Weiterbildung geeignet sein, zusätzlich Kurse zum Umgang mit neuen, intelligenten Assistenzsystemen im Sinne von AAL anzubieten. Da sämtliche Kurse auf ehrenamtlicher Basis geführt werden, könnte zu-

---

[134] vgl. Bundesministerium für Bildung und Forschung.
[135] vgl. AntiRost Braunschweig e.V..
[136] vgl. GenerationenTreff Ulm/Neu-Ulm e.V. (2017b).
[137] vgl. GenerationenTreff Ulm/Neu-Ulm e.V. (2017a).

gleich die im Seniorenpolitischen Gesamtkonzept angestrebte Steigerung des ehrenamtlichen Engagements gefördert werden.[138]

4.4 Beratungsmöglichkeiten der Stadt Neu-Ulm

Die Stadt Neu Ulm bietet ihren älteren Bürgern bereits eine Vielzahl an Betreuungsangeboten und Hilfeleistungen. Damit sich diese in der Angebotsvielfalt auch zurecht finden und die für sie passenden Leistungen erhalten, gibt es einige Informations- und Beratungsmöglichkeiten der Stadt. Im Folgenden werden ein paar Informationsangebote betrachtet, die als Medium für die Aufklärung zu altersgerechten, ambienter Technologien genutzt werden könnten.

Eines davon ist der vom Netzwerk Senioren und der Stadt konzipierte sogenannte „Seniorenwegweiser Neu Ulm", der als Broschüre erhältlich ist oder im Internet aufgerufen werden kann. Er soll den Bürgern und allen anderen Interessenten einen strukturierten Überblick über die folgenden Bereiche geben und diese miteinander vernetzen[139]:

- „Beratung und Information
- Aktiv bleiben
- Wohnen im Alter
- Häusliche Pflege
- Pflegeeinrichtungen
- Finanzielle Hilfen
- Vorsorge und Recht" [140]

Neben der Nennung konkreter Ansprechpartner und Adressen, sind auch allgemeine Informationen zu den obigen Bereichen zu finden. So würde es sich anbieten in die Sparten „Wohnen im Alter" und „Häusliche Pflege" Informationen rund um das Thema AAL und gegebenenfalls auch geeignet regionale Dienstleister mit aufzunehmen.

Ein weiteres Medium bietet sich durch den sogenannten „Beraterkreis Senioren Neu-Ulm", der sowohl aus ehrenamtlichen, als auch hauptberuflichen Seniorenbe-

---

[138] vgl. GenerationenTreff Ulm/Neu-Ulm e.V. (2017b).
[139] vgl. Stadt Neu Ulm (2018a).
[140] Stadt Neu Ulm (2018a).

ratern besteht und es sich zur Aufgabe gemacht hat die Anliegen der Neu-Ulmer Senioren zu vertreten und diesen beratend zur Seite zu stehen. Zweimal im Jahr trifft sich der Beraterkreis Senioren mit Vertretern der Stadtverwaltung und des Stadtrates im Rahmen der Arbeitsgruppe Senioren. Mit ihrem Projekt „M.U.T", das für Miteinander, Unterstützung und Toleranz steht, soll ein generationenübergreifendes Miteinander und gegenseitiges Lernen gefördert werden.[141] Von Vorteil ist hierbei, dass insbesondere die ehrenamtlichen Seniorenberater den Betroffenen auf Augenhöhe begegnen, schneller eine Vertrauensbasis schaffen und sich besser in deren Lage hineinversetzen können, als jüngeren Beratern möglich wäre.

Zusätzliche Beratungsmöglichkeiten bieten unter anderem der Caritas Verband, die Seniorenberatungsstellen der Stadt Neu-Ulm und einige Stellen, die auf die Beratung Demenzkranker und deren Angehörige spezialisiert sind. Neben den allgemeinen Informationen zu Ambient Assisted Living im Seniorenwegweiser, könnten einige der Stellen, nach entsprechender Schulung, zur weiteren persönlichen Beratung genutzt werden. Hierzu wäre auch ein Pflegestützpunkt hilfreich, allerdings wurde dafür in Neu-Ulm bislang noch keine Notwendigkeit gesehen.[142]

---

[141] vgl. Stadt Neu-Ulm, FB 2/ Schule, Sport, Kultur und Soziales in Kooperation mit dem Netzwerk Senioren Neu-Ulm (2016), S. 12 f.
[142] vgl. Stadt Neu-Ulm, FB 2/ Schule, Sport, Kultur und Soziales in Kooperation mit dem Netzwerk Senioren Neu-Ulm (2016), S. 7 ff.

5 Empirische Untersuchung zur Akzeptanz ambienter Technologien

5.1 Methodologie der Umfrage

Die empirische Untersuchung beschäftigt sich damit, wie Personengruppen unterschiedlichen Alters den Einsatz technischer Assistenzsysteme zur Unterstützung häuslicher Pflege subjektiv einschätzen. Ausgehend vom künftigen Stellenwert entsprechender Systeme, der aktuell aber zugleich geringen Akzeptanz soll unteranderem erforscht werden, wie gut die Bürger über das Thema Ambient Assisted Living informiert sind, welche Aspekte für sie hinderlich sind, welche Faktoren dazu beitragen könnten die Akzeptanz zu erhöhen und welche Nutzen von ihnen präferiert werden. Eine begründete Auseinandersetzung mit den ausgewählten Items des Datenerhebungsinstruments, sowie die Erläuterung der herangezogenen Stichprobe, Angaben zur Umfragedurchführung, wie auch die Nennung der getroffenen Hypothesen folgen im Weiteren.

Umfragedurchführung

Durchgeführt wurde die Umfrage in Form von persönlichen Einzelinterviews im Zeitraum vom 13.06.2018 bis 16.06.2018 an öffentlichen Plätzen der Stadt Neu Ulm. Die Methode der eins- zu- eins- Befragung wurde gewählt, da im Vorfeld aufgrund des Großteils hohen Alters der Befragten die Annahme bestand, dass einige der Probanden wenig technikaffin und speziell mit den Möglichkeiten innovativer, assistierender Technologien wenig bis gar nicht vertraut sind. Durch das persönliche Gespräch bestand zudem die Möglichkeit, gegebenenfalls Unklarheiten zu beseitigen und so auszuschließen, dass Fragen nicht richtig verstanden wurden.

Beschreibung der herangezogenen Stichprobe

Im Rahmen der Umfrage wurden insgesamt 84 Passanten befragt. Die Ergebnisse der Befragung sind aufgrund der geringen Anzahl der Probanden nicht repräsentativ, können aber dennoch Tendenzen erkennen lassen und Handlungsfelder offenlegen. Grundvoraussetzung für die Beantwortung des Fragebogens war zum einen die Zugehörigkeit in eine der drei definierten Altersgruppen, sowie ein Wohnsitz im Landkreis Neu-Ulm. Bei der Rekrutierung der Probanden wurde zur besseren Vergleichbarkeit darauf geachtet, ein möglichst ausgewogenes Verhältnis von Männer und Frauen zu erzielen und auch die Anzahl der Probanden je Altersgruppe relativ gleich hoch zu halten.

Das konkrete Alter der Befragten wurde nicht erhoben. Für die Bildung der Altersgruppen wurde sich grob an den im Fachgebiet der Gerontologie definierten Altersgruppen orientiert. Die erste Gruppe beinhaltet alle Probanden im Alter von 18 bis 35 Jahren und wurde gebildet, da davon ausgegangen wurde, dass diese Personengruppe in der Regel gegenüber neuen Technologien sehr aufgeschlossen ist und eine andere Sichtweise vertritt als ältere Menschen. Für die Beantwortung sollten die Probanden versuchen sich in die Lage einer älteren Person zu versetzen. Zum Vergleich besteht die zweite Personengruppe aus 45 bis 65 Jährigen, für die das Thema Pflege schon eine größere Relevanz haben dürfte und die sogleich die zukünftige potentielle Abnehmergruppe altersgerechter Technologien darstellt. Die älteste Gruppe besteht aus Bürgern, die 75 Jahre oder älter sind. Da Menschen in diesem Alter technische Produkte und Systeme häufig sehr skeptisch betrachten und zugleich oft unmittelbar mit Pflegebedarf konfrontiert sind, entweder selbst oder im näheren Bekanntenkreis, wurde auch deren subjektive Einschätzung evaluiert. Zudem handelt es sich bei dieser Probandengruppe um die aktuelle Zielgruppe altersgerechter Technologien.

Datenerhebungsinstrument

Grundlage dieser empirischen Studie ist ein eigens erstellter Fragebogen, der insgesamt 15 geschlossene Fragen umfasst. Die Antwortkategorien sind abgesehen von Frage 10, zu Gunsten der einfacheren Auswertung und höheren Vergleichbarkeit, vorstrukturiert. Der Fragebogen entspricht den Ergebnisfragebogen, welche ab Anhang I zu finden sind.

Im ersten Abschnitt der Umfrage wurden die Probanden bezüglich ihrer demographischen Daten befragt, um später mögliche Kausalitäten zwischen dem Geschlecht, der Wohnsituation, der Zugehörigkeit in eine der definierten Altersgruppen und der Beantwortung der Fragen erkennen zu können. Bezüglich der Wohnsituation wurde zum einen hinterfragt, ob der Proband allein lebend ist und zum anderen, ob er sich in einem Mietverhältnis befindet oder Eigenheimbesitzer ist.

Bei der nächsten Frage ging es darum herauszufinden, in welchem Maß der Proband mit dem Thema Pflege beziehungsweise mit der Versorgung älterer Menschen bisher zu tun hatte, um gegebenenfalls Auswirkungen auf das Antwortverhalten ausmachen zu können. Da sich die Antwortmöglichkeiten nicht zwingend gegenseitig ausschließen, waren Mehrfachnennungen möglich.

Um besser einschätzen zu können, wie die Befragten neuen Technologien gegenüberstehen und wie hoch ihr Selbstvertrauen bezüglich deren Nutzung ist, wurden sie im nächsten Schritt dazu aufgefordert ihr technisches Verständnis einzuordnen. Hier konnte zwischen „Sehr gut", „Gut", „Ausreichend", „Eher schlecht" bis hin zu „Schlecht" gewählt werden.

Da aus der Fachliteratur mehrfach hervorging, dass das Konzept des Ambient Assisted Living nur einer Minderheit bekannt ist, geschweige denn genutzt wird und eine der Barrieren die Begrifflichkeit selbst sei, sollte bei Frage 7 angegeben werden, ob schon einmal von Ambient Assisted Living gehört wurde. Nach Beantwortung der Frage wurde an dieser Stelle eine Erläuterung zum Thema AAL und zu den vielfältigen Einsatzmöglichkeiten gegeben, um eine möglichst gleiche Ausgangslage für alle Befragten zu schaffen.

Im Folgenden sollten die Probanden angeben, ob ihre Wohnung beziehungsweise ihr Haus, bereits mit AAL-Technologien ausgestattet ist. Die Antwortmöglichkeiten beliefen sich hier auf „Ja", „Nein" und „Bin nicht sicher". Diese Frage diente dazu bei der Auswertung gegebenenfalls zwischen Befragten, die persönliche Erfahrungen im Umgang mit altersgerechten Technologien haben und Probanden, denen diese Erfahrung fehlt, selektieren zu können.

Des Weiteren wurde erfragt, wo die Probanden nach Informationen zu Ambient Assisted Living – Technologien suchen würden. Durch die ermittelten Präferenzen, sollte eine möglichst effektive Auswahl potentieller Informationsquellen zur besseren Aufklärung in der Praxis erzielt werden. Auch bei dieser Frage waren Mehrfachnennungen möglich.

Bei Frage 10 sollte evaluiert werden, wieviel Geld die Befragten monatlich aufbringen könnten, um ambiente, unterstützende Technologien einzusetzen. Damit sollte geprüft werden, inwiefern die Finanzierung über den zweiten Gesundheitsmarkt eine Akzeptanzbarriere darstellt.

Welche Nutzen den Befragten beim Einsatz altersgerechter Assistenzsysteme am Wichtigsten sind und worin ihre größten Ängste und Bedenken bestehen, wurde in den Fragen 11 und 12 untersucht. Bei beiden Fragen waren Mehrfachnennungen möglich. Die Ergebnisse können Aufschluss darüber geben, welche Mehrwerte zur Akzeptanzsteigerung in den Vordergrund gerückt werden sollten und welche Ängste es primär abzubauen gilt.

Frage 13 diente zum einen dazu herauszufinden, ob die Befragten bereit wären AAL-Technologien in ihr Zuhause zu integrieren, um einen Eindruck von deren

Akzeptanzverhalten zu erlangen und zum anderen der Überprüfung der Hypothese H2.

Sofern aus Frage 13 hervorging, dass der Proband den Einsatz eines AAL-System im eigenen Zuhause ablehnt, wurde bei der nachfolgenden Frage untersucht, was dazu beitragen könnte die Annahme zu erhöhen. Auch hier war Mehrfachnennung möglich. Zudem gab es die Antwortmöglichkeit „gar nichts", sollte es Probanden geben, die auch bei Abbau unterschiedlicher Barrieren, altersgerechten Technologien negativ gegenüberstehen.

Die letzte Frage der empirischen Untersuchung stellte die Befragten vor die Wahl sich im Bedarfsfall zwischen ihrem eigenen Zuhause mit AAL und dem Umzug in eine stationäre Pflegeeinrichtung zu entscheiden. Wie bereits erläutert wurde, wird das System der häuslichen Pflege, insbesondere durch informell Pflegende, aller Voraussicht nach künftig nicht mehr tragfähig sein. Ziel war es daher herauszufinden, ob die Ablehnung gegenüber AAL-Systemen auch dann fortbesteht, wenn dies zugleich den Auszug aus den eigenen Räumlichkeiten nach sich ziehen würde.

Hypothesen

Im Rahmen der Umfrage wurden die nachfolgenden Hypothesen aufgestellt und überprüft:

H1. Eine Minderheit Hochaltriger (75 Jahre und älter) würde bei der Suche nach Informationen zu Ambient Assisted Living auf das Internet zurückgreifen.

H2. Der Großteil derer, die sich nicht vorstellen können ihre eigenen vier Wände mit AAL-Lösungen auszustatten, würde sich im Ernstfall dennoch für ein AAL-System und gegen eine stationäre Einrichtung entscheiden.

H3. Für Eigenheimbesitzer stellt der längere Verbleib in den eigenen vier Wänden eher einen wichtigen Mehrwert da, als für Mieter.

H4. Menschen im Mietverhältnis sind eher bereit im Bedarfsfall in eine stationäre Pflegeeinrichtung zu ziehen.

5.2 Ergebnisse der Umfrage und Hypothesenprüfung

Nachfolgend werden die wichtigsten Umfrageergebnisse erläutert. Die detaillierte Auswertung ist in Form von Ergebnisfragebogen in den Anhängen I-IV enthalten.

32 der insgesamt 84 Befragten gehören der Altersgruppe der 18 bis 35 Jährigen an, wohingegen die zweite Gruppe (45 bis 65 Jahre) mit 35% vertreten ist. Den kleinsten Teil stellen die hochaltrigen 75 - 95 Jährigen dar, deren Anzahl sich auf 27% beläuft. Allein bei der Rekrutierung der Befragten wurde festgestellt, dass insbesondere jüngere Menschen der technischen Thematik offener gegenüber stehen. Bezüglich des Geschlechts herrscht unter den Befragten ein minimales Ungleichgewicht, da die Anzahl der weiblichen Umfrageteilnehmer mit 46, den Anteil der Männer (38) leicht übersteigt. Innerhalb der jeweiligen Altersgruppen ist die Differenz etwas größer, liegt aber maximal bei einem Verhältnis von 62% zu 38%. Von 84 Probanden gaben 49 an allein lebend zu sein, wobei lediglich 16% davon im Alter von 45 bis 65 Jahren sind. Entgegen dazu leben 78% der Hochaltrigen in einem Single-Haushalt. Insgesamt befinden sich 51 Probanden in einem Mietverhältnis und 33 sind Besitzer eines Eigenheims. Der Anteil der Eigenheimbesitzer ist in der Altersgruppe 1 mit 25% am geringsten.

Rund 54% der Umfrageteilnehmer haben selbst miterlebt, wie eine ihnen nahestehende Person im Alter gelebt hat und 29 von 84 gaben an sogar bereits selbst eine hochaltrige Person gepflegt zu haben. Abzüglich der 8 Personen, die antworteten in der Pflege zu arbeiten, haben sich davon demnach 72% ehrenamtlich um einen pflegebedürftigen, älteren Menschen gekümmert. 18 Probanden verkündeten bisher keinerlei Bezug zur Pflege gehabt zu haben, wobei davon 67% zwischen 18 und 35 Jahre alt ist wodurch die Vermutung naheliegt, dass der fehlende Kontext zur Pflege primär im Alter begründet liegt. Diese Annahme wird dadurch verstärkt, dass auch nur 6% der Altersgruppe 1 mit einer hochaltrigen Person zusammengelebt haben. (Frage 5)

Die Auswertung von Frage 6 hat ergeben, dass 88% der 18 bis 35-Jährigen und 76% der 45 bis 65-Jährigen ihr technisches Verständnis zwischen „Sehr gut" und „Gut" einordnen würden, wohingegen diese Einschätzung nur auf 17% der Hochbetagten zutrifft. Knapp die Hälfte der Gruppe 75plus hat im Umgang mit technischen Geräten gar kein oder nur wenig Selbstvertrauen. Das zeigt, wie wichtig es ist Maßnahmen zu schaffen, die das Vertrauen älterer Menschen in sich selbst bei der Nutzung technischer Endgeräte stärken und ihnen den Gebrauch erleichtern.

Aus der Umfrage geht deutlich hervor, dass vor allem im Bereich der Aufklärung Handlungsbedarf besteht. Ein Großteil der Befragten (circa 82%) konnte mit dem Begriff „Ambient Assisted Living" nichts anfangen. Das beinhaltet ganze 86% der hochaltrigen Probanden und das obwohl die Thematik gerade für diese Altersgruppe von Relevanz ist. Anzumerken ist jedoch, dass nach Erläuterung des Konzepts einige Male geäußert wurde, doch schon einmal von altersgerechten Technologien gehört zu haben. Das stärkt zugleich die These, dass allein die mit entsprechenden Technologien in Kontext stehenden Begrifflichkeiten, häufig Anglizismen, für die Akzeptanz im Allgemeinen unzuträglich sind. Keiner der Befragten gab an bereits in einer AAL-gestützten Häuslichkeit leben, wobei sich 21% dessen nicht sicher waren (Frage 8).

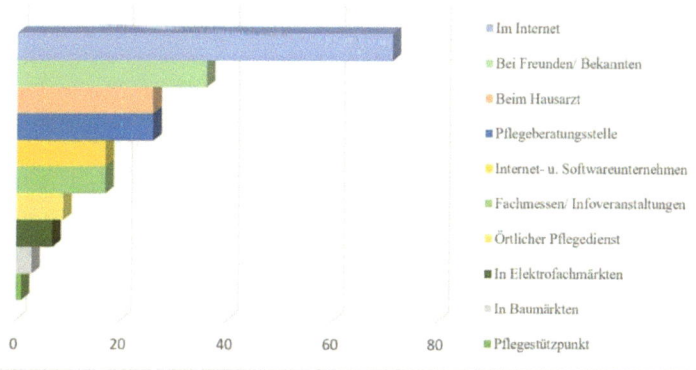

Abbildung 1: Ranking der Informationsquellen zu AAL
Quelle: Eigene Darstellung nach Auswertung der Umfrage, 9. Frage.

Wie bereits beim ersten Blick auf die Abbildung 1 klar zu erkennen ist, gab der Großteil der Befragten (71%) an, sich bei bestehendem Interesse zu Ambient Assisted Living im Internet zu informieren. 43% würden sich zudem mit Freunden und Bekannten austauschen und 31% würden ihren Hausarzt oder eine Pflegeberatungsstelle aufsuchen, um an Informationen zu gelangen. Das der Hausarzt vor allem bei den älteren Befragten sehr hoch im Kurs steht (78%) ist nicht verwunderlich, da dieser im Alter häufig eine Bezugsperson darstellt. Die Option sich auf Fachmessen und Informationsveranstaltungen zu informieren oder Internet- und Softwareunternehmen zu Rate zu ziehen, zogen jeweils 20% in Erwägung. Neun Personen gaben an bei der Informationssuche den örtlichen Pflegedienst zu kontaktieren, drei der Befragten würden diesbezüglich einen Baumarkt aufsuchen und sieben ein Elektrofachgeschäft. Lediglich ein Proband wählte die Option sich in einem Pflegestützpunkt zu informieren. Das könnte allerdings daran liegen, dass Pflegestützpunkte noch nicht sehr lange existieren und zudem am Ort der Befragung bislang kein Stützpunkt errichtet wurde.

Betrachtet man das Antwortverhalten der unterschiedlichen Altersgruppen genauer, ist besonders auffällig, dass wider Erwarten 52% der Hochaltrigen auf das Internet zurückgreifen würden, obwohl ganze 48% dieser Altersgruppe angab ein schlechtes bis sehr schlechtes technisches Verständnis zu haben. Damit hat sich die Hypothese 1 nicht bestätigt.

Die Ergebnisse zeigen, dass sich nicht nur das Internet gut als Informationsquelle eignet, sondern auch Mundpropaganda nicht zu unterschätzen ist, da alle drei Altersgruppen gerne Informationen im Bekanntenkreis austauschen. Speziell in Bezugnahme auf die Stadt Neu-Ulm bestätigt sich, dass der Seniorenwegweiser, wie auch die Pflegeberatungsstellen in Neu-Ulm zur besseren Aufklärung über Ambient Assisted Living genutzt werden sollten, da hier von einer großen Reichweite ausgegangen werden kann.

Bei der Frage, wieviel Geld die Probanden monatlich aufbringen könnten beziehungsweise im Stande wären zu investieren, wurde insgesamt 16 Mal mit null Euro geantwortet. Die restlichen 81% bezifferten ihr Budget im Mittel mit 166,47 Euro. Die Standardabweichung liegt allerdings bei 99,75 Euro und ist damit relativ hoch. Der niedrigste genannte Betrag lag bei 50 Euro und der höchste bei 550 Euro. Der Mittelwert der zukünftigen Hochaltrigen fällt mit 201,59 Euro etwas höher aus, entspricht aber nur rund 72% der von Emnid im Rahmen einer Studie ermittelten Zahlungsbereitschaft alter Menschen in Höhe von durchschnittlich 280 Euro monatlich. Damit bestätigt sich die geringe Zahlungsbereitschaft.[143] Selbst, wenn davon ausgegangen wird, dass eine breiflächige Implementierung in Zukunft auch zu einer Senkung der Kosten führen wird, muss erreicht werden, dass sich die Sozialversicherungssysteme zumindest teilweise finanziell beteiligen. Das verstärkt die Notwendigkeit den potenziellen Kostenträgern die ökonomischen Vorzüge aufzuzeigen.

Zu Frage 11 bleibt festzuhalten, dass 81% der Umfrageteilnehmer, vor allem der möglichst lange Verbleib in den eigenen vier Wänden am Herzen liegt. Ganzen 68

---

[143] vgl. Uhlig (2012), S. 62.

Befragten ist eine erhöhte Lebensqualität wichtig und 61% sehen einen maßgebenden Nutzen im Erhalt sozialer Kontakte. Differenziert nach Altersgruppen können diesbezüglich aber Unterschiede erkannt werden. Während 74% der Hochaltrigen und 78% der 18 bis 35 Jährigen die Verbesserung der Kommunikation als besonders wichtig erachten, empfinden das nur 31% der Menschen mittleren Alters genauso. Darin kann insofern ein Zusammenhang gesehen werden, als dass diese Altersgruppe zugleich den geringsten Anteil allein Lebender enthält. Vor dem Hintergrund des erwarteten Anstiegs von Ein-Personen-Haushalten, der insbesondere ältere Menschen betreffen wird, fällt das besonders ins Gewicht. Letztlich bestätigt sich, dass vor allem Produkte, die ein möglichst langes, selbstständiges Leben in den eigenen vier Wänden ermöglichen und die soziale Integration erhalten, für viele Menschen einen entscheidenden Mehrwert darstellen. Wird dieser künftig in den Vordergrund gerückt und Marketingmaßnahmen dementsprechend gestaltet, kann das dazu beitragen die Kaufentscheidung positiv zu beeinflussen. Erstaunlich wenige Befragte (26%) entschieden sich für die Option „Verbesserung von Pflege- und Gesundheitsdienstleistungen".

Es empfiehlt sich weitere Zusammenhänge zwischen den demographischen Daten und den Präferenzen der Befragten zu erforschen, um besser erschließen zu können, welche Produkte und Dienstleistungen sich besonders für die jeweilige Personengruppe eignen und welche Faktoren bei deren Vermarktung beachtet werden sollten. Dadurch können für einzelne AAL-Systeme spezifischere Zielgruppen erschlossen und akzeptanzfördernde Maßnahmen effektiver gestaltet werden.

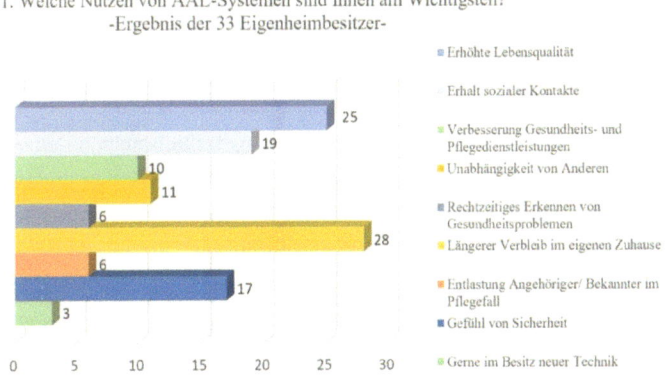

Abbildung 2: Analyse zu Hypothese 3
Quelle: Eigene Darstellung nach Auswertung der Umfrage, 11. Frage.

Abbildung 2 veranschaulicht die Auswertung der Frage 11 bezogen auf die teilgenommenen Eigenheimbesitzer. Zum einen ist zu erkennen, dass drei der vier Probanden, die antworteten gerne im Besitz neuster Technologien zu sein, Eigenheimbesitzer sind. Zum anderen zeigt sich, dass der längere Verbleib im Eigenheim für mehr Besitzer eines Wohnobjekts einen wichtigen Mehrwert darstellt, als das Gefühl von Sicherheit und der Erhalt der Autonomie. Wobei einige der Faktoren zueinander in Kontext stehen. Bei den Mietern verhält es sich ähnlich, wobei im Verhältnis 10% weniger darauf Wert legen, dass ihnen die Technologie einen längeren Lebensabend im eigenen Zuhause ermöglicht. Damit kann die Hypothese 3 als wahr betrachtet werden, wenn auch nur geringfügig.

Die Analyse der Frage 12 brachte keine auffälligen Erkenntnisse, die von den in der Fachliteratur genannten Barrieren abweichen. Die größten Bedenken und Ängste der Teilnehmer liegen demnach in der Verletzung der Privatsphäre, einem möglichen Missbrauch der Daten und den hohen Kosten. Zudem wurde häufig die Angst geäußert mit der Technik allein gelassen zu werden und keinen greifbaren Ansprechpartner zu haben. Anzumerken gilt, dass die jüngste Altersgruppe insgesamt viel weniger Bedenken äußerte als die Befragten ab 75 Jahren. Vier der 18-35 Jährigen gaben sogar an, keinerlei Bedenken zu haben.

Dass das Auswirkungen auf die Akzeptanz hat zeigt sich in Bezug zur Beantwortung der Frage 13. Während sich stolze 75% der 18 bis 35 Jährigen vorstellen könnten AAL-Systeme im Alter zu nutzen, trifft das nur auf 22% der Hochaltrigen zu. Daraus kann geschlossen werden, dass die Bedenken der derzeitigen potenziellen Abnehmer, die möglichen Nutzen des Einsatzes noch überwiegen. Auch auf die zukünftige Zielgruppe scheint das zuzutreffen. Aktuell können sich 18 der 29 Befragten aus Altersgruppe 2 nicht vorstellen AAL-Produkte in ihr Zuhause zu integrieren.

Frage 14 wurde ausschließlich von den 44 Umfrageteilnehmern beantwortet, die zuvor angaben sich nicht vorstellen zu können AAL-Technologien im eigenen Zuhause zu nutzen. Davon blieben 34% bei ihrer Ablehnung und antworteten, dass es nichts gäbe, was sie dazu bewegen könnte entsprechende Produkte in ihre vier Wände zu integrieren. Dadurch könnte angenommen werden, dass sich diese 34% im Bedarfsfall auch für eine stationäre Pflegeeinrichtung entscheiden würden, wenn sie sich ansonsten die Implementierung ambienter, altersgerechter Technologien in Kauf nehmen müssten. Das trifft nicht ganz zu. Eine Person derer, die sich nicht von den in Frage 14 aufgeführten Maßnahmen überzeugen ließ, würde sich im Ernstfall trotzdem für das eigene Zuhause im Sinne von Ambient Assisted Living entscheiden.

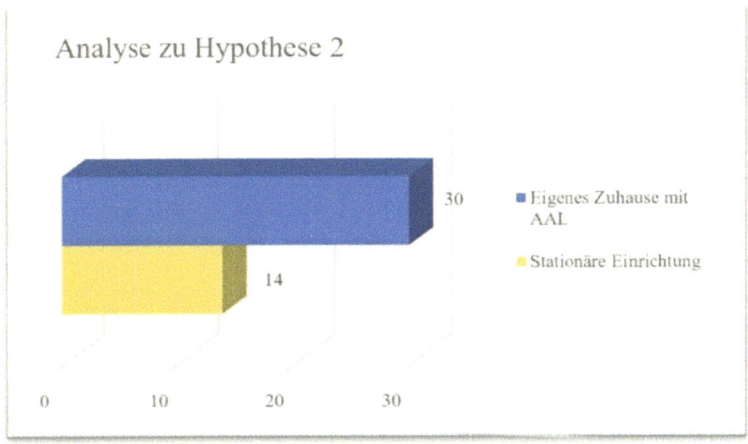

Abbildung 3: Analyse zu Hypothese 2
Quelle: Eigene Darstellung nach Auswertung der Umfrage.

Wie in Abbildung 3 illustriert, bestätigt sich die Hypothese 2, da sich mit 30 Umfrageteilnehmer die Mehrheit für das eigene AAL-gestützte Zuhause entscheiden würden.

Dass sich diese Maßnahmen in der Regel lohnen würden, zeigt sich daran, dass sich immerhin 68% der 44 AAL-Verweigerer bei entsprechender Maßnahmenumsetzung doch zu einer Nutzung bewegen ließen.

Besonders überzeugend waren die Antwortoptionen „wenn ich kontrollieren kann, wer welche Informationen erhält", „wenn ich finanziell unterstützt werde", „wenn ich einen Ansprechpartner hätte, der mir bei Bedarf hilft" und „wenn meine Daten geschützt wären". Das unterstreicht die Notwendigkeit die Finanzierungsproblematik in den Griff zu bekommen, für einen besseren Datenschutz zu sorgen und qualifizierte Berater auszubilden.

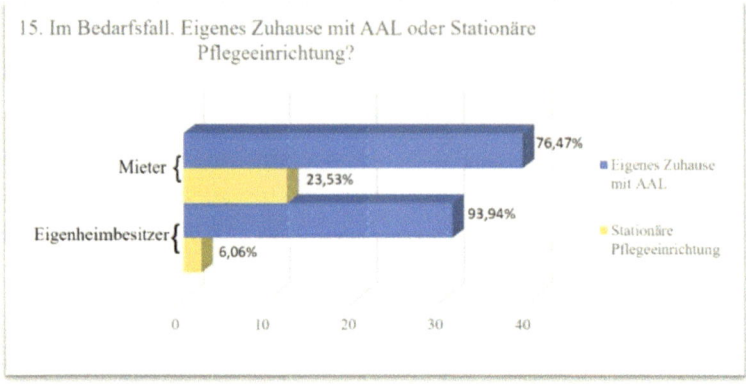

Abbildung 4: Illustration Hypothese 4
Quelle: Eigene Darstellung nach Auswertung der Umfrage, 15. Frage.

Gute 83% aller Umfrageteilnehmer würde sich im Bedarfsfall zur Vermeidung eines stationären Aufenthalts in einer Pflegeeinrichtung, für die Integration ambienter Technologien entscheiden. Gerade vor dem Hintergrund, dass eine Marktdurchdringung, unteranderem aufgrund der aktuell ausbleibenden Bereitschaft AAL-Systeme einzusetzen, bislang noch nicht gelungen ist, ist das ein sehr eindeutiges Ergebnis. Insbesondere durch das Resultat der Auswertung zu Hypothese 4, wird sichtlich wie wichtig besonders Eigenheimbesitzern ihr eigenes Zuhause ist. Gerade einmal 6,06% würden eine stationäre pflegerische Versorgung vorziehen. Bei den Mietern sind es immerhin 23,53%, wobei auch dieser Anteil erstaunlich gering ausfällt.

Daraus kann gefolgert werden, dass aller Wahrscheinlichkeit nach die derzeit fehlende Annahme zumindest zu einem Teil daher besteht, weil es sich alte Menschen noch erlauben können unterstützende Technologien abzulehnen. Das bedeutet im Umkehrschluss aber nicht, dass die Akzeptanzbarrieren nicht abgebaut werden müssen, weil Hochaltrige in nicht allzu ferner Zukunft vermutlich zwangsläufig so oder so auf ambiente Assistenzsysteme zurückgreifen müssen.

6 Ausblick

Auch wenn die Auswirkungen des demographischen Wandels in einigen Kommunen Deutschlands, wie der Stadt Neu-Ulm, bisher noch nicht deutlich bemerkbar sind, so müssen auch diese Städte in der Zukunft mit großen materiellen, wie auch personellen Defiziten in der Pflege rechnen. Noch ist das für den ambulanten Pflegesektor so wichtige System der informellen Pflege tragbar, doch umso stärker dieser Bereich abnimmt, umso bedeutender wird der Einsatz ambienter, unterstützender Technologien werden. Künftig wird sich nicht mehr primär die Frage stellen, wie die Akzeptanz von AAL-Lösungen gesteigert werden kann, sondern vornehmlich wie diese möglichst effektiv implementiert werden können. Für eine effektive Integration technischer Unterstützungssysteme müssen frühzeitig Maßnahmen in die Wege geleitet werden, die es alten Leuten ermöglichen, sich langsam und entspannt mit AAL-Technologien vertraut zu machen. Die zunehmende Technisierung kann für alte Menschen in gewissem Maße als Changeprozess betrachtet werden, den es entsprechend zu begleiten gilt. In der Wirtschaft haben sich die Methoden des Changemanagements bereits vielfach als sehr hilfreich erwiesen und könnten auch in diesem Kontext eine nützliche Anwendung sein. Diesbezüglich existieren schon einige gute Ansatzpunkte, wie die Projekte der Senioren-Technik-Botschafter Initiative, die weiter ausgebaut werden müssen. Wenn erreicht werden kann, dass der Einsatz intelligenter Assistenzsysteme in den eigenen vier Wänden als normal betrachtet wird und dessen Vorzüge, wie eine lange Selbstständig und erhöhte Lebensqualität, in den Vordergrund rücken, bietet das nicht nur Vorzüge für die Hochaltrigen selbst, sondern eröffnet auch der Wirtschaft und der Politik neue Chancen. Unabhängig von der früh oder spät ohnehin eintreffenden Notwendigkeit, AAL-Lösungen zur Versorgung älterer Menschen einzusetzen, muss dabei immer die Würde des Menschen im Vordergrund stehen und die Nutzung sorgfältig abgewogen werden.

Literaturverzeichnis

AntiRost Braunschweig e.V.: Assistenzsystem-Botschafter in Braunschweig aktiv - ABiBA -, URL: http://www.antirostbraunschweig.de/html/abiba.html, Stand: 18. Juni 2018.

Aumayr, Georg/Moser-Siegmeth, Verena (2011): Alter und Technik. Theorie und Praxis, 1. Aufl., Wien.

Banse, Juliane u. a. (2016): Wohnen und Technik - Aspekte der Planung, Umsetzung und Nutzung, in: Marquardt, Gesine (Hrsg.): MATI. Mensch - Architektur - Technik - Interaktion für demografische Nachhaltigkeit, Stuttgart, S. 68–98.

Bayrisches Landesamt für Statistik (2018): Große Kreisstadt Neu-Ulm, URL: https://www.statistik.bayern.de/statistikkommunal/09775135.pdf.

Bertelsmann Stiftung (2018a): Basisdaten Pflegevorausberechnung, URL: https://www.wegweiser-kommune.de/statistik/neu-ulm-lk+basisdaten-pflegevorausberechnung+anteil-ambulante-pflege+2013-2030+land+balkendiagramm, Stand: 20. Juni 2018.

Bertelsmann Stiftung (2018b): Basisdaten Pflegevorausberechnung, URL: https://www.wegweiser-kommune.de/statistik/neu-ulm-lk+basisdaten-pflegevorausberechnung+anteil-angehoerigenpflege+2013-2030+land+balkendiagramm, Stand: 20. Juni 2018.

Bertelsmann Stiftung (2018c): Basisdaten Pflegevorausberechnung, URL: https://www.wegweiser-kommune.de/statistik/neu-ulm-lk+basisdaten-pflegevorausberechnung+anteil-stationaere-pflege+2013-2030+land+balkendiagramm, Stand: 20. Juni 2018.

Bertelsmann Stiftung (2018d): Basisdaten Pflegevorausberechnung, URL: https://www.wegweiser-kommune.de/statistik/neu-ulm-lk+basisdaten-pflegevorausberechnung+pflegebeduerftige+2013-2030+land+balkendiagramm, Stand: 23. Juni 2018.

Bertelsmann Stiftung (2018e): Basisdaten Pflegevorausberechnung, URL: https://www.wegweiser-kommune.de/statistik/neu-ulm-lk+basisdaten-pflegevorausberechnung+pflegebeduerftige-frauen+2013-2030+land+balkendiagramm, Stand: 18. Juni 2018.

Bertelsmann Stiftung (2018f): Basisdaten Pflegevorausberechnung, URL: https://www.wegweiser-kommune.de/statistik/neu-ulm-lk+basisdaten-pflegevorausberechnung+pflegebeduerftige-maenner+2013-2030+land+balkendiagramm, Stand: 20. Juni 2018.

Bieber, Daniel (o.J.): Technologien und Dienstleistungen im Demographischen Wandel, URL: http://dienstleistungundtechnik.de/dite-foerderschwp/dw.html, Stand: 14. Juni 2017.

Bieber, Daniel/Schwarz, Kathleen (Hrsg.) (2011): Mit AAL-Dienstleistungen altern. Nutzerbedarfsanalysen im Kontext des Ambient Assisted Living, Saarbrücken.

Bogai, Dieter/Seibert, Holger/Wiethölter, Doris (2016): Die Entlohnung von Pflegekräften - große Unterschiede zwischen Berufen und Regionen, in: Jacobs, Klaus u. a. (Hrsg.): Pflege-Report 2016. Schwerpunkt: Die Pflegenden im Fokus, Stuttgart, S. 91-107.

Böhm, Karin (Hrsg.) (2009): Gesundheit und Krankheit im Alter, Berlin.

Brukamp, Kirsten (Hrsg.) (2011): Technisierte Medizin - dehumanisierte Medizin? Ethische, rechtliche und soziale Aspekte neuer Medizintechnologien, Kassel.

Bundesministerium für Bildung und Forschung: Senioren-Technik-Botschafter, URL: https://www.technik-zum-menschen-bringen.de/foerderung/bekanntmachungen/senioren-technik-botschafter, Stand: 18. Juni 2018.

Bundeszentrale für politische Bildung (2013): Zahlen und Fakten zur Pflegeversicherung, URL: http://www.bpb.de/nachschlagen/zahlen-und-fakten/soziale-situation-in-deutschland/61819/pflege, Stand: 18. November 2016.

BVMed e.V. (2014): Technische Lösungen für Probleme älterer Menschen, URL: https://www.bvmed.de/print/de/technologien/trends/gerontechnologie-technische-loesungen-fuer-probleme-aelterer-menschen, Stand: 5. Juni 2017.

BVMed e.V. (2016): Die digitale Gesundheitswirtschaft: Potenziale für die Med-Tech-Branche, URL: https://www.bvmed.de/print/de/bvmed/publikationen/bvmed-newsletter/bvmed-newsletter-21-16/die-digitale-gesundheitswirtschaft-potenziale-fuer-die-medtech-branche/_4-3.-altersgerechte-pflegeunterstuetzende-technik, Stand: 2. Juni 2017.

Decker, Michael (2012): Der Systemblick auf Innovation. Technikfolgenabschätzung in der Technikgestaltung ; [vierte Konferenz des Netzwerks Technikfolgenabschätzung (NTA4) ... vom 24. bis 26. November 2010 ... Berlin], Berlin.

Eberhardt, Birgid (2012): AAL - Chancen und Risiken. Assistenzsysteme im Pflegealltag, in: Spath, Dieter (Hrsg.): Pflege 2020. Lebensstilgerechte Versorgung in der Altenhilfe, Stuttgart, S. 122–127.

Eifert, Andrej (2016): Konstruktiver Entwurfansatz für die Entwicklung altersgerechter und bezahlbarer Wohnungsneubauten, in: Marquardt, Gesine (Hrsg.): MATI. Mensch - Architektur - Technik - Interaktion für demografische Nachhaltigkeit, Stuttgart, S. 114–129.

Elsbernd, Astrid/Lehmeyer, Sonja/Schilling, Ulrike (2015): So leben ältere und pflegebedürftige Menschen in Deutschland. Lebenslagen und Technikentwicklung, 2. Aufl., Lage.

Fachinger, Uwe u. a. (2012): Ökonomische Potenziale altersgerechter Assistenzsysteme, URL: https://www.uni-vechta.de/fileadmin/user_upload/Gerontologie/Images/Fachinger/Fachinger_-_Broschuere_OEkonomische_Potenziale.pdf, Stand: 4. Dezember 2017.

Frauenhofer-Gesellschaft (2017): Berührungslose 3D-Sensorik zur Sturzanalyse, URL: https://www.aal.fraunhofer.de/de/projekte/sensathome.html, Stand: 20. Juni 2017.

Gaugisch, Petra/Risch, Beate/Strunck, Stefan (2012): Verbundforschung zu lebensstilgerechten Modellen in der Altenhilfe, in: Spath, Dieter (Hrsg.): Pflege 2020. Lebensstilgerechte Versorgung in der Altenhilfe, Stuttgart, S. 12–53.

GenerationenTreff Ulm/Neu-Ulm e.V. (2017a): Computertraining, URL: www.gt-ulm.de/computertraining/, Stand: 18. Juni 2018.

GenerationenTreff Ulm/Neu-Ulm e.V. (2017b): Der GenerationenTreff Ulm/ Neu-Ulm e.V., URL: http://www.gt-ulm.de/, Stand: 18. Juni 2018.

Gersch, Martin/Liesenfeld, Joachim/Amini, Azadeh (2012): AAL- und E-Health-Geschäftsmodelle. Technologie und Dienstleistungen im demografischen Wandel und in sich verändernden Wertschöpfungsarchitekturen, 1. Aufl., Wiesbaden.

Görres, Stefan/Seibert, Kathrin/Stiefler, Susanne (2016): Perspektiven zum pflegerischen Versorgungsmix, in: Jacobs, Klaus u. a. (Hrsg.): Pflege-Report 2016. Schwerpunkt: Die Pflegenden im Fokus, Stuttgart, S. 3–15.

Gräßel, Elmar/Behrndt, Elisa-Marie (2016): Belastungen und Entlastungsangebote für pflegende Angehörige, in: Jacobs, Klaus u. a. (Hrsg.): Pflege-Report 2016. Schwerpunkt: Die Pflegenden im Fokus, Stuttgart, S. 169–184.

Haubner, Dominik (2012): Dienstleistungen im Zeitalter des demographischen Wandels, URL: http://gegenblende.dgb.de/13-2012/++co++b7a0493c-5ed4-11e1-7b82-001ec9b03e44, Stand: 8. November 2017.

Hoffmann, Elke/Nachtmann, Juliane (2008): Alter und Pflege, URL: http://www.dza.de/fileadmin/dza/pdf/GeroStat_Report_Altersdaten_Heft_3_2007.pdf, Stand: 10. Januar 2018.

Hoffmann, Sarah (2016): Technik, die unser Leben vereinfacht, URL: http://www.aal-deutschland.de/, Stand: 7. Juni 2017.

Hogreve, Jens/Bilstein, Nicola/Langnickel, Diane (2011): Alter schützt vor Technik nicht? - Zur Akzeptanz technologischer Dienstleistungsinnovationen von Senioren, in: Bieber, Daniel/Schwarz, Kathleen (Hrsg.): Mit AAL-Dienstleistungen altern. Nutzerbedarfsanalysen im Kontext des Ambient Assisted Living, Saarbrücken.

Höhmann, Ulrike/Lautenschläger, Manuela/Schwarz, Laura (2016): Belastungen im Pflegeberuf: Bedinungsfaktoren, Folgen und Desiderate, in: Jacobs, Klaus u. a. (Hrsg.): Pflege-Report 2016. Schwerpunkt: Die Pflegenden im Fokus, Stuttgart, S. 73–86.

Holzhause, Martin/Schnabel, Eckart (2016): Erprobung von Betreuungsdiensten im Rahmen der Modellvorhaben nach § 125 SGB XI, in: Jacobs, Klaus u. a. (Hrsg.): Pflege-Report 2016. Schwerpunkt: Die Pflegenden im Fokus, Stuttgart, S. 139–149.

Ikonen, Veikko/Kaasinen, Eija (2008): Ethical Assessment in the Design of Ambient Assisted Living, URL: https://www.deutsche-digitale-bibliothek.de/binary/PATKEETPEU74CYJ2Z2OZBCBLBBL5D3US/full/1.pdf, Stand: 12. Juni 2017.

Jähnichen, Stefan (o.J.): Intelligente Assistenzsysteme im Dienst für eine reife Gesellschaft, URL: https://files.vogel.de/vogelonline/vogelonline/files/714.pdf, Stand: 8. November 2017.

Kälble, Karl/Pundt, Johanne (2016): Pflege und Pflegebildung im Wandel - der Pflegeberuf zwischen generalistischer Ausbildung und Akademisierung, in: Jacobs, Klaus u. a. (Hrsg.): Pflege-Report 2016. Schwerpunkt: Die Pflegenden im Fokus, Stuttgart, S. 37–47.

Kuhlmey, Adelheid/Bühler, Stefan (2015): Pflegebedürftigkeit: Herausforderungen für spezifische Wohn- und Versorgungsformen - eine Einführung in das Thema, in: Jacobs, Klaus u. a. (Hrsg.): Pflege-Report 2015. Schwerpunkt: Pflege zwischen Heim und Häuslichkeit, Stuttgart, S. 3–14.

Kulenkampff, Christoph (2000): Modelle für das Wohnen im Alter, URL: https://www.schader-stiftung.de/uploads/tx_schaderstiftung/2000_WB_Modelle_fuer_das_Wohnen_im_Alter_Nordweststadt.pdf, Stand: 8. Juni 2017.

Landratsamt Neu-Ulm: Seniorenfachplanung, URL: http://www.landkreis.neu-ulm.de/de/seniorenfachplanung/seniorenfachplanung-20002304.html, Stand: 19. Juni 2018.

Landratsamt Neu-Ulm (2010): Seniorenpolitisches Gesamtkonzept für den Landkreis Neu-Ulm.

Lück, Helmut E. (1993): Psychologie sozialer Prozesse. Ein Einführung in das Selbststudium der Sozialpsychologie, 3. Aufl., Wiesbaden/s.l.

Manzeschke, Arne u. a. (2013): Ergebnisse der Studie "Ethische Fragen im Bereich Altersgerechter Assistenzsysteme", Berlin.

Müller, Claudia (2014): Praxisbasiertes Technologiedesign für die alternde Gesellschaft. Zwischen gesellschaftlichen Leitbildern und ihrer Operationalisierung im Design, 1. Aufl., Lohmar.

Munstermann, Marco/Luther, Wolfram (2015): Technisch unterstützte Pflege von morgen. Innovative Aktivitätserkennung und Verhaltensermittlung durch ambiente Sensorik ; mit einem Geleitwort von Wolfram Luther, Wiesbaden.

Nemec, Sabine/Fritsch, Harald Jürgen (2013): Die Klinik als Marke. Markenkommunikation und -führung für Krankenhäuser und Klinikketten, Berlin/Heidelberg.

Niebel, Dirk/Kopp, Gudrun/Beerfeltz, Hans-Jürgen (2013): Informations- und Kommunikationstechnologien (IKT), URL: https://www.bmz.de/de/mediathek/publikationen/archiv/reihen/strategiepapiere/Strategiepapier326_02_2013.pdf, Stand: 9. November 2017.

Peine, Alexander (2006): Innovation und Paradigma. Epistemische Stile in Innovationsprozessen, Bielefeld.

Pfannstiel, Mario Alexander/Da-Cruz, Patrick/Mehlich, Harald (Hrsg.) (2017): Digitale Transformation von Dienstleistungen im Gesundheitswesen II. Impulse für das Management, Wiesbaden.

Picot, Arnold/Braun, Günter (2011): Telemonitoring in Gesundheits- und Sozialsystemen. Eine eHealth-Lösung mit Zukunft, Berlin, Heidelberg.

Pieper, Richard/Pokorny, Adriane/Smolka, Adelheid (2001): Häusliche Pflege, Rehabilitation und Gerontechnologie, URL: http://www.ifb.bayern.de/imperia/md/content/stmas/ifb/materialien/mat_2000_10.pdf, Stand: 9. November 2017.

Rehrl, Tobias F. (2013): Multimodale Mensch-Roboter-Interaktion für Ambient Assisted Living, München.

Reimann, Helga (Hrsg.) (1994): Das Alter. Einführung in die Gerontologie ; 19 Tabellen, 3. Aufl., Stuttgart.

Schnabel, Eckart/Eifert, Christiane (2015): Die Modellprogramme zur Weiterentwicklung der Pflegeversicherung. Impluse für Praxis und Forschung, in: Jacobs, Klaus u. a. (Hrsg.): Pflege-Report 2015. Schwerpunkt: Pflege zwischen Heim und Häuslichkeit, Stuttgart, S. 187–200.

Schneiders, Katrin/Ley, Catherine/Prilla, Michael (2011): Die Verbindung von Technikakzeptanz, Dienstleistungsbedarf und strukturellen Voraussetzungen als Erfolgsfaktor einer durch Mikrosystemtechnik gestützten Dienstleistungsagentur, in: Bieber, Daniel/Schwarz, Kathleen (Hrsg.): Mit AAL-Dienstleistungen altern. Nutzerbedarfsanalysen im Kontext des Ambient Assisted Living, Saarbrücken, S. 115–136.

Schühly, Verena (2017): Seniorentage in Ulm und Neu-Ulm, URL: https://www.swp.de/suedwesten/staedte/ulm/seniorentage-in-ulm-und-neu-ulm-23697631.html, Stand: 15. Juni 2018.

Sozialverband VdK Saarland e.V.: AAL-Lotsen, URL: https://www.vdk.de/saarland/pages/ehrenamt/66634/AAL-Lotsen, Stand: 20. Juni 2018.

Stadt Neu Ulm (2017): Neu-Ulm in Zahlen, URL: https://nu.neu-ulm.de/de/stadt-politik/stadtinfo/neu-ulm-in-zahlen/einwohnerzahlen-flaeche/, Stand: 17. Juni 2018.

Stadt Neu Ulm (2018a): Informationen und Angebote für Senioren, URL: https://nu.neu-ulm.de/de/buerger-service/lebenslagen/senioren/, Stand: 16. Juni 2018.

Stadt Neu Ulm (2018b): Neu-Ulmer Zukunftsgespräche, URL: https://nu.neu-ulm.de/de/neu-ulm-erleben/veranstaltungen/zukunftsgespraeche/, Stand: 15. Juni 2018.

Stadt Neu-Ulm, FB 2/ Schule, Sport, Kultur und Soziales in Kooperation mit dem Netzwerk Senioren Neu-Ulm (2016): Seniorenwegweiser Neu-Ulm, Stand: 20. Juni 2018.

Sträter, Oliver (Hrsg.) (2011): Qualitätskriterien im Umfeld von AAL. Produkte, Dienstleistungen, Systeme, Berlin.

Theussig, Sören (2015): Nutzerakzeptanzsteigerung von altersgerechten Assistenzsystemen (AAL) durch den Ansatz des Universal Design und eine frühe Nutzerintegration, in: Weber, Karsten u. a. (Hrsg.): Technisierung des Alltags. Beitrag für ein gutes Leben?, 1. Aufl., Stuttgart, S. 131–150.

Uhlig, Michael (2012): Betreutes Wohnen zu Hause. Notwendigkeit und Machbarkeit aus Sicht von Kunden und sozialen Dienstleistern, in: Spath, Dieter (Hrsg.): Pflege 2020. Lebensstilgerechte Versorgung in der Altenhilfe, Stuttgart, S. 61–68.

Wackerbarth, Alena (2015): Bewertungskriterien für altersgerechte Assistenzsysteme, in: Weber, Karsten u. a. (Hrsg.): Technisierung des Alltags. Beitrag für ein gutes Leben?, 1. Aufl., Stuttgart, S. 225–246.

Wessig, Kerstin (2012): Neue Technologien integriert in innovative Versorgungskonzepte - ein Weg zur Sicherung von Unabhängigkeit im Alter?, in: Spath, Dieter (Hrsg.): Pflege 2020. Lebensstilgerechte Versorgung in der Altenhilfe, Stuttgart, S. 128–137.

Zwijsen, Sandra A./Niemeijer, Alistair R./Hertogh, Cees M. P. M. (2011): Ethics of using assistive technology in the care for community-dwelling elderly people: an overview of the literature, in: Aging & mental health, Vol. 15, No. 4, pp. 419–427.

Anhang

Anhang I: Ergebnisfragebogen aller Umfrageteilnehmer

Ergebnisfragebogen aller Teilnehmer (84 Gesamt)

1. Welchem Geschlecht gehören Sie an?
   - Weiblich — 46
   - Männlich — 38

2. Welcher der drei nachfolgenden Altersgruppen können Sie zugeordnet werden?
   - 18 bis 35 Jahre — 32
   - 45 bis 65 Jahre — 29
   - 75 oder älter — 23

3. Sind sie allein lebend?
   - Ja — 49
   - Nein — 35

4. Wohnen Sie zur Miete oder sind Sie Eigenheimbesitzer?
   - Miete — 51
   - Eigenheim — 33

5. Wie sind Sie mit dem Thema Pflege bisher in Berührung gestanden? (Mehrfachnennung möglich)
   - Ich habe erlebt wie eine mir nahestehende ältere Person gelebt hat — 64
   - Ich habe mit einer hochaltrigen Person zusammen gewohnt — 18
   - Ich habe selbst eine ältere Person gepflegt — 29
   - Ich arbeite in der Pflege — 8
   - Ich hatte bisher keinerlei Bezug zur Pflege — 18

6. Wie würden Sie ihr technisches Verständnis allgemein einschätzen?
   - Sehr gut — 30
   - Gut — 24
   - Ausreichend — 12
   - Eher schlecht — 12
   - Schlecht — 6

Quelle: Eigene Darstellung

7. Ist Ihnen das Konzept des Ambient Assisted Living ein Begriff?
    - Ja   15
    - Nein   69

Erläuterung zum Thema AAL

8. Ist Ihre Wohnung/ Ihr Haus bereits mit einer AAL Lösung ausgestattet?
    - Ja   0
    - Nein   66
    - Bin nicht sicher   18

9. Angenommen, Sie würden sich für eine AAL Lösung interessieren: Wo würden Sie nach Informationen suchen? (Mehrfachnennungen möglich)
    - Im Internet   71
    - Örtlichen Pflegedienst   9
    - Pflegestützpunkt   1
    - Bei Freunden/Bekannten   36
    - Beim Hausarzt   26
    - In Elektrofachmärkten   7
    - Pflegeberatungsstelle   26
    - Bei Internet- und Software Unternehmen   17
    - Auf (Fach-) Messen, Informationsveranstaltungen   17
    - In Baumärkten   3

10. Welchen Preis/ Erhöhung der Miete wären Sie bereit/ im Stande monatlich zu investieren?

    16 TN = 0€

    68 TN: Mittelwert 166,47 € / Standardabweichung 99,75 €

Anhang

11. Welcher Nutzen altersgerechter, technischer Assistenzsysteme ist Ihnen am Wichtigsten? (Mehrfachnennungen möglich)

- ○ Macht das Leben einfacher und angenehm/ erhöhte Lebensqualität — 68
- ○ Gezielte Kommunikation nach außen zum Erhalt sozialer Kontakte — 51
- ○ Verbesserung von Pflege- und anderen Gesundheitsdienstleistungen — 22
- ○ Unabhängigkeit von Anderen/ erhöhte Selbstständigkeit — 39
- ○ Gesundheitliche Probleme werden rechtzeitig erkannt — 28
- ○ Längerer Verbleib im eigenen Zuhause — 66
- ○ Entlastung meiner Familie/ Bekannten im Pflegefall — 15
- ○ Verschafft mir ein Gefühl von Sicherheit — 39
- ○ Ich habe in meinem Zuhause/ Mietobjekt gerne die neueste Technik — 4

12. Was sind Ihre größten Ängste/ Bedenken gegenüber der Nutzung von unterstützenden Assistenzsystemen im eigenen Zuhause? (Mehrfachnennungen möglich)

- ○ Verletzung der Privatsphäre/ Gefühl von Überwachung — 58
- ○ Datenmissbrauch — 41
- ○ Verlust sozialer Beziehungen — 17
- ○ Angst vor Fehlalarmen/ unzuverlässiges Technik — 3
- ○ Hohe Kosten — 38
- ○ Technik sehr unpersönlich — 5
- ○ Verlust von Kontrolle/ System trifft Entscheidungen über mich — 10
- ○ Mir und anderen wird mein Hilfebedarf damit ständig vor Augen geführt — 1
- ○ Komplizierte Bedienbarkeit — 16
- ○ Mit Technik allein gelassen zu werden/ keine Ansprechpartner — 20

13. Können Sie sich vorstellen ein AAL-System in Ihr Zuhause zu integrieren?

- ○ Ja — 40
- ○ Nein — 44

14. *Wenn Frage 13) mit Nein beantwortet*: **Was würde Sie dazu bewegen unterstützende Technologien doch zu nutzen? (Mehrfachnennungen möglich)** Gesamt 44 TN

    o   wenn meine Daten geschützt wären   21
    o   wenn es mir von meinem Hausarzt/ meiner Familie empfohlen wird   7
    o   wenn ich einen direkten Ansprechpartner hätte, der mir bei Bedarf hilft   18
    o   wenn ich kontrollieren kann, wer welche Informationen erhält   25
    o   wenn ich finanziell unterstützt werde   19
    o   wenn Workshops/ Schulungen angeboten werden   7
    o   wenn das System einfach zu bedienen ist   12
    o   gar nichts   15

15. **Wenn Sie im Bedarfsfall durch ein AAL-System im eigenen Zuhause bleiben könnten, anstatt in eine stationäre Pflegeeinrichtung zu gehen, wie würden Sie sich entscheiden?**

    o   Eigenes Zuhause im Sinne von Ambient Assisted Living   70
    o   Stationäre Pflegeeinrichtung   14

Anhang

Anhang II: Ergebnisfragebogen 18-35 Jähriger

Ergebnisfragebogen 18 bis 35 Jahre

1. Welchem Geschlecht gehören Sie an?
   - Weiblich — 15
   - Männlich — 17

2. Welcher der drei nachfolgenden Altersgruppen können Sie zugeordnet werden?
   - 18 bis 35 Jahre — 32
   - 45 bis 65 Jahre
   - 75 oder älter

3. Sind sie allein lebend?
   - Ja — 23
   - Nein — 9

4. Wohnen Sie zur Miete oder sind Sie Eigenheimbesitzer?
   - Miete — 24
   - Eigenheim — 8

5. Wie sind Sie mit dem Thema Pflege bisher in Berührung gestanden? (Mehrfachnennung möglich)
   - Ich habe erlebt wie eine mir nahestehende ältere Person gelebt hat — 20
   - Ich habe mit einer hochaltrigen Person zusammen gewohnt — 2
   - Ich habe selbst eine ältere Person gepflegt — 7
   - Ich arbeite in der Pflege — 4
   - Ich hatte bisher keinerlei Bezug zur Pflege — 12

6. Wie würden Sie ihr technisches Verständnis allgemein einschätzen?
   - Sehr gut — 19
   - Gut — 9
   - Ausreichend — 2
   - Eher schlecht — 2
   - Schlecht — 0

Quelle: Eigene Darstellung

7. Ist Ihnen das Konzept des Ambient Assisted Living ein Begriff?

    - Ja — 7
    - Nein — 25

*Erläuterung zum Thema AAL.

8. Ist Ihre Wohnung/ Ihr Haus bereits mit einer AAL-Lösung ausgestattet?

    - Ja — 0
    - Nein — 28
    - Bin nicht sicher — 4

9. Angenommen, Sie würden sich für eine AAL Lösung interessieren: Wo würden Sie nach Informationen suchen? (Mehrfachnennungen möglich)

    - Im Internet — 32
    - Örtlichen Pflegedienst — 0
    - Pflegestützpunkt — 0
    - Bei Freunden/Bekannten — 16
    - Beim Hausarzt — 3
    - In Elektrofachmärkten — 4
    - Pflegeberatungsstelle — 3
    - Bei Internet- und Software Unternehmen — 6
    - Auf (Fach-) Messen, Informationsveranstaltungen — 10
    - In Baumärkten — 3

10. Welchen Preis/ Erhöhung der Miete wären Sie bereit/ im Stande monatlich zu investieren?

5 TN = 0 €

27 TN: Mittelwert 162,59 € / Standardabweichung 106,58 €

Anhang

14. *Wenn Frage 13) mit Nein beantwortet*: **Was würde Sie dazu bewegen unterstützende Technologien doch zu nutzen? (Mehrfachnennungen möglich)** Gesamt 8 TN

- o wenn meine Daten geschützt wären — 1
- o wenn es mir von meinem Hausarzt/ meiner Familie empfohlen wird — 0
- o wenn ich einen direkten Ansprechpartner hätte, der mir bei Bedarf hilft — 0
- o wenn ich kontrollieren kann, wer welche Informationen erhält — 4
- o wenn ich finanziell unterstützt werde — 4
- o wenn Workshops/ Schulungen angeboten werden — 0
- o wenn das System einfach zu bedienen ist — 1
- o gar nichts — 2

15. **Wenn Sie im Bedarfsfall durch ein AAL-System im eigenen Zuhause bleiben könnten, anstatt in eine stationäre Pflegeeinrichtung zu gehen, wie würden Sie sich entscheiden?**

- o Eigenes Zuhause im Sinne von Ambient Assisted Living — 31
- o Stationäre Pflegeeinrichtung — 1

11. Welcher Nutzen altersgerechter, technischer Assistenzsysteme ist Ihnen am Wichtigsten? (Mehrfachnennungen möglich)

- Macht das Leben einfacher und angenehm/ erhöhte Lebensqualität — 26
- Gezielte Kommunikation nach außen zum Erhalt sozialer Kontakte — 25
- Verbesserung von Pflege- und anderen Gesundheitsdienstleistungen — 7
- Unabhängigkeit von Anderen/ erhöhte Selbstständigkeit — 18
- Gesundheitliche Probleme werden rechtzeitig erkannt — 8
- Längerer Verbleib im eigenen Zuhause — 23
- Entlastung meiner Familie/ Bekannten im Pflegefall — 3
- Verschafft mir ein Gefühl von Sicherheit — 5
- Ich habe in meinem Zuhause/ Mietobjekt gerne die neueste Technik — 1

12. Was sind Ihre größten Ängste/ Bedenken gegenüber der Nutzung von unterstützenden Assistenzsystemen im eigenen Zuhause? (Mehrfachnennungen möglich)

- Verletzung der Privatsphäre/ Gefühl von Überwachung — 20
- Datenmissbrauch — 8
- Verlust sozialer Beziehungen — 3
- Angst vor Fehlalarmen/ unzuverlässiges Technik — 0
- Hohe Kosten — 16
- Technik sehr unpersönlich — 2
- Verlust von Kontrolle/ System trifft Entscheidungen über mich — 0
- Mir und anderen wird mein Hilfebedarf damit ständig vor Augen geführt — 0
- Komplizierte Bedienbarkeit — 1
- Mit Technik allein gelassen zu werden/ keine Ansprechpartner — 0

*ANMERKUNG: 4 Befragte hatten keinerlei Bedenken

13. Können Sie sich vorstellen ein AAL-System in Ihr Zuhause zu integrieren?

- Ja — 24
- Nein — 8

Anhang III: Ergebnisfragebogen 45-65 Jähriger

Ergebnisfragebogen 45 bis 65 Jahre

1. **Welchem Geschlecht gehören Sie an?**
   - Weiblich — 18
   - Männlich — 11

2. **Welcher der drei nachfolgenden Altersgruppen können Sie zugeordnet werden?**
   - 18 bis 35 Jahre
   - 45 bis 65 Jahre — 29
   - 75 oder älter

3. **Sind sie allein lebend?**
   - Ja — 8
   - Nein — 21

4. **Wohnen Sie zur Miete oder sind Sie Eigenheimbesitzer?**
   - Miete — 15
   - Eigenheim — 14

5. **Wie sind Sie mit dem Thema Pflege bisher in Berührung gestanden?** (Mehrfachnennung möglich)
   - Ich habe erlebt wie eine mir nahestehende ältere Person gelebt hat — 21
   - Ich habe mit einer hochaltrigen Person zusammen gewohnt — 4
   - Ich habe selbst eine ältere Person gepflegt — 8
   - Ich arbeite in der Pflege — 4
   - Ich hatte bisher keinerlei Bezug zur Pflege — 6

6. **Wie würden Sie ihr technisches Verständnis allgemein einschätzen?**
   - Sehr gut — 10
   - Gut — 12
   - Ausreichend — 2
   - Eher schlecht — 4
   - Schlecht — 1

Quelle: Eigene Darstellung

7. **Ist Ihnen das Konzept des Ambient Assisted Living ein Begriff?**

    - Ja   5
    - Nein   24

    Erläuterung zum Thema AAL

8. **Ist Ihre Wohnung/ Ihr Haus bereits mit einer AAL-Lösung ausgestattet?**

    - Ja   0
    - Nein   24
    - Bin nicht sicher   5

9. **Angenommen, Sie würden sich für eine AAL Lösung interessieren: Wo würden Sie nach Informationen suchen? (Mehrfachnennungen möglich)**

    - Im Internet   27
    - Örtlichen Pflegedienst   1
    - Pflegestützpunkt   0
    - Bei Freunden/Bekannten   11
    - Beim Hausarzt   5
    - In Elektrofachmärkten   2
    - Pflegeberatungsstelle   14
    - Bei Internet- und Software Unternehmen   10
    - Auf (Fach-) Messen, Informationsveranstaltungen   7
    - In Baumärkten   0

10. **Welchen Preis/ Erhöhung der Miete wären Sie bereit/ im Stande monatlich zu investieren?**

    7 TN = 0 €

    22 TN: Mittelwert 201,59 € / Standardabweichung 111,37 €

11. Welcher Nutzen altersgerechter, technischer Assistenzsysteme ist Ihnen am Wichtigsten? (Mehrfachnennungen möglich)

- Macht das Leben einfacher und angenehm/ erhöhte Lebensqualität — 25
- Gezielte Kommunikation nach außen zum Erhalt sozialer Kontakte — 9
- Verbesserung von Pflege- und anderen Gesundheitsdienstleistungen — 10
- Unabhängigkeit von Anderen/ erhöhte Selbstständigkeit — 11
- Gesundheitliche Probleme werden rechtzeitig erkannt — 13
- Längerer Verbleib im eigenen Zuhause — 22
- Entlastung meiner Familie/ Bekannten im Pflegefall — 7
- Verschafft mir ein Gefühl von Sicherheit — 16
- Ich habe in meinem Zuhause/ Mietobjekt gerne die neueste Technik — 2

12. Was sind Ihre größten Ängste/ Bedenken gegenüber der Nutzung von unterstützenden Assistenzsystemen im eigenen Zuhause? (Mehrfachnennungen möglich)

- Verletzung der Privatsphäre/ Gefühl von Überwachung — 21
- Datenmissbrauch — 17
- Verlust sozialer Beziehungen — 2
- Angst vor Fehlalarmen/ unzuverlässiges Technik — 0
- Hohe Kosten — 8
- Technik sehr unpersönlich — 2
- Verlust von Kontrolle/ System trifft Entscheidungen über mich — 6
- Mir und anderen wird mein Hilfebedarf damit ständig vor Augen geführt — 0
- Komplizierte Bedienbarkeit — 5
- Mit Technik allein gelassen zu werden/ keine Ansprechpartner — 8

13. Können Sie sich vorstellen ein AAL-System in Ihr Zuhause zu integrieren?

- Ja — 11
- Nein — 18

14. *Wenn Frage 13) mit Nein beantwortet*: **Was würde Sie dazu bewegen unterstützende Technologien doch zu nutzen? (Mehrfachnennungen möglich)** Gesamt 18 TN

- o wenn meine Daten geschützt wären — 11
- o wenn es mir von meinem Hausarzt/ meiner Familie empfohlen wird — 0
- o wenn ich einen direkten Ansprechpartner hätte, der mir bei Bedarf hilft — 7
- o wenn ich kontrollieren kann, wer welche Informationen erhält — 12
- o wenn ich finanziell unterstützt werde — 5
- o wenn Workshops/ Schulungen angeboten werden — 4
- o wenn das System einfach zu bedienen ist — 5
- o gar nichts — 6

15. **Wenn Sie im Bedarfsfall durch ein AAL-System im eigenen Zuhause bleiben könnten, anstatt in eine stationäre Pflegeeinrichtung zu gehen, wie würden Sie sich entscheiden?**

- o Eigenes Zuhause im Sinne von Ambient Assisted Living — 23
- o Stationäre Pflegeeinrichtung — 6

Anhang IV: Ergebnisfragebogen 75 Jähriger und Älterer

Ergebnisfragebogen 75 Jahre oder älter

1. Welchem Geschlecht gehören Sie an?
   - Weiblich — 13
   - Männlich — 10

2. Welcher der drei nachfolgenden Altersgruppen können Sie zugeordnet werden?
   - 18 bis 35 Jahre
   - 45 bis 65 Jahre
   - 75 oder älter — 23

3. Sind sie allein lebend?
   - Ja — 18
   - Nein — 5

4. Wohnen Sie zur Miete oder sind Sie Eigenheimbesitzer?
   - Miete — 12
   - Eigenheim — 11

5. Wie sind Sie mit dem Thema Pflege bisher in Berührung gestanden? (Mehrfachnennung möglich)
   - Ich habe erlebt wie eine mir nahestehende ältere Person gelebt hat — 23
   - Ich habe mit einer hochaltrigen Person zusammen gewohnt — 12
   - Ich habe selbst eine ältere Person gepflegt — 14
   - Ich arbeite in der Pflege — 0
   - Ich hatte bisher keinerlei Bezug zur Pflege — 0

6. Wie würden Sie ihr technisches Verständnis allgemein einschätzen?
   - Sehr gut — 1
   - Gut — 3
   - Ausreichend — 8
   - Eher schlecht — 6
   - Schlecht — 5

Quelle: Eigene Darstellung

7. **Ist Ihnen das Konzept des Ambient Assisted Living ein Begriff?**

    o Ja   3
    o Nein   20

    *Erläuterung zum Thema AAL

8. **Ist Ihre Wohnung/ Ihr Haus bereits mit einer AAL-Lösung ausgestattet?**

    o Ja   0
    o Nein   14
    o Bin nicht sicher 9

9. **Angenommen, Sie würden sich für eine AAL Lösung interessieren: Wo würden Sie nach Informationen suchen? (Mehrfachnennungen möglich)**

    o Im Internet   12
    o Örtlichen Pflegedienst   8
    o Pflegestützpunkt   1
    o Bei Freunden/Bekannten   10
    o Beim Hausarzt   18
    o In Elektrofachmärkten   1
    o Pflegeberatungsstelle   9
    o Bei Internet- und Software Unternehmen   1
    o Auf (Fach-) Messen, Informationsveranstaltungen   0
    o In Baumärkten   0

10. **Welchen Preis/ Erhöhung der Miete wären Sie bereit/ im Stande monatlich zu investieren?**

    4 TN = 0 €

    19 TN: Mittelwert 131,32 € / Standardabweichung 57,66 €

14. *Wenn Frage 13) mit Nein beantwortet*: **Was würde Sie dazu bewegen unterstützende Technologien doch zu nutzen? (Mehrfachnennungen möglich)** Gesamt 18 TN

- wenn meine Daten geschützt wären — 9
- wenn es mir von meinem Hausarzt/ meiner Familie empfohlen wird — 7
- wenn ich einen direkten Ansprechpartner hätte, der mir bei Bedarf hilft — 11
- wenn ich kontrollieren kann, wer welche Informationen erhält — 9
- wenn ich finanziell unterstützt werde — 10
- wenn Workshops/ Schulungen angeboten werden — 3
- wenn das System einfach zu bedienen ist — 6
- gar nichts — 7

15. Wenn Sie im Bedarfsfall durch ein AAL-System im eigenen Zuhause bleiben könnten, anstatt in eine stationäre Pflegeeinrichtung zu gehen, wie würden Sie sich entscheiden?

- Eigenes Zuhause im Sinne von Ambient Assisted Living — 16
- Stationäre Pflegeeinrichtung — 7